漢字脳活ひらめきパズルの実践

脳を積極的に使い、想起脳・認知脳を鍛えましょう

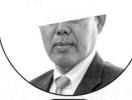

監修
東北大学教授
（かわしまりゅうた）
川島隆太

人間の脳は20歳をピークに
機能が低下していくといわれています。
脳の機能が極端に低下した状態が認知症です。

一方、いくつになっても
学習を継続することで脳の体積は増え、
神経細胞どうしのつながりも強化され、
脳の働きは活発化します。

川島隆太先生 プロフィール

1959年、千葉県生まれ。1985年、東北大学医学部卒業。同大学院医学研究科修了。医学博士。スウェーデン王国カロリンスカ研究所客員研究員、東北大学助手、同専任講師を経て、現在は東北大学教授として高次脳機能の解明研究を行う。脳のどの部分にどのような機能があるのかという「ブレイン・イメージング」研究の日本における第一人者。

昔に習った国語や算数を学び直すと、
脳に残っていたかつての記憶が
呼び起こされ、それが「脳の司令塔」
前頭前野を刺激し、認知力や記憶力の
向上に大いに役立つのです。

本書では、幼いころに学校で習った
読み書きの記憶が呼び起こされる
漢字パズルを厳選して収録。
ぜひ楽しみながら
毎日の習慣にしてください。

1日目 しりとり熟語迷路

スタートからゴールにかけて、三字熟語か四字熟語の読み方だけで進めます。出てくる順番通りの熟語を漢字で書きましょう。熟語の最後のひらがなが、次の熟語の最初のひらがなになります。

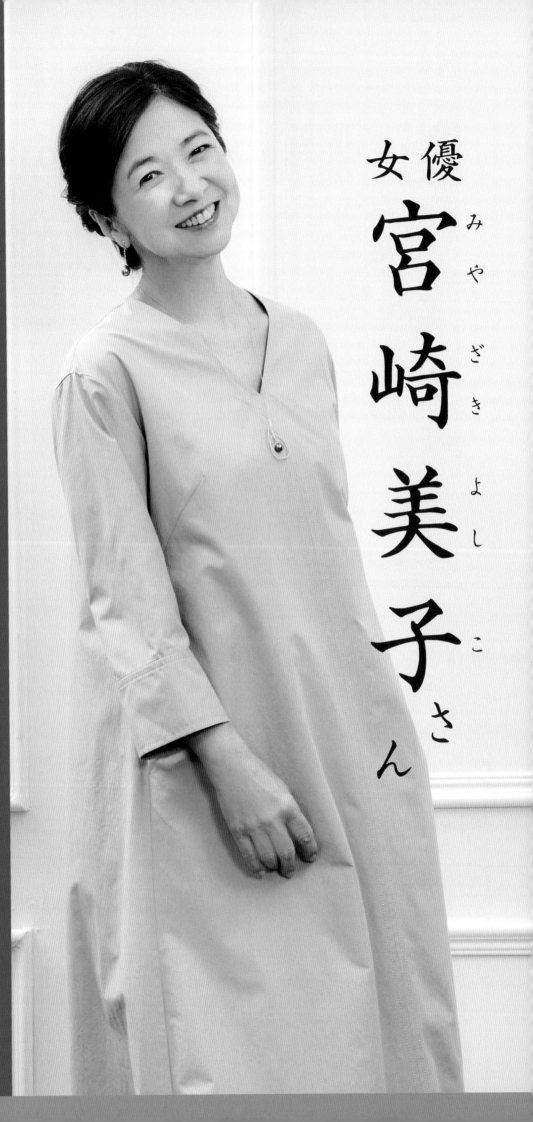

好きな色、ラッキーカラー、伝統の色など

私たちの

まわりには

素敵な色が

あふれて

います

優
女優 宮崎美子さん

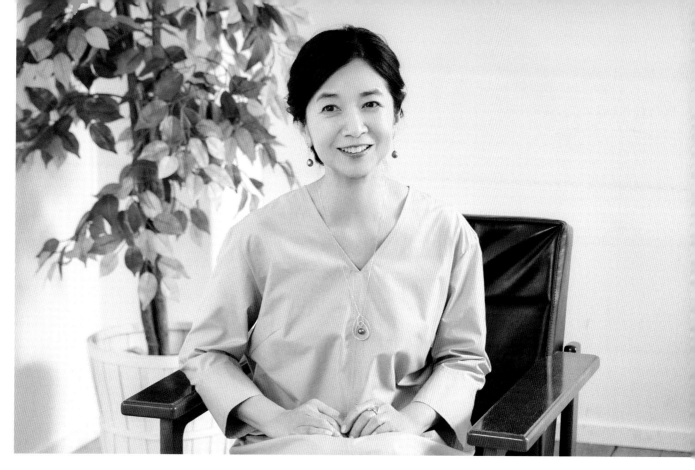

パーソナルカラーを
診断してもらいました

　先日、ある雑誌の企画で、「パーソナルカラー診断」を受けてきました。パーソナルカラーとは、生まれ持った肌・髪・瞳の色によって導かれる、自分に似合う色のことです。

　自分の好きな色というのは誰にでもあると思いますが、自分に似合う色って、自分自身ではなかなかわからないと思うんですよ。

　私の大好きな色はネイビー（濃紺）で、ふだんからネイビー系統の服を好んで着ることが多いんです。でも、それが自分に似合っているか、というのは、また別の問題ですしね。

　パーソナルカラーの専門家による診断では、メイクやファッションの好みなどについての問診を行ったあと、肌・髪・瞳の色をチェック。次に、さまざまな色のドレープ（布）を胸元に当てて、自分のパーソナルカラーがどんな色なのかを診断していきます。

　私の場合は、自分の好きなネイビー（ソフトネイビー）、ラベンダー、青みの強すぎないグリーン、スカイブルーといった色が似合うと診断されました。

　自分の好きな色イコール自分に似合う色、というのは、やっぱりそうなんだな、っていう感じです。自分の好きな色の服を着ることが多いと、自然と似合う色になってくるのかな、とも思いました。

　もっとも、パーソナルカラーと診断された青系の色から遠い、赤系の色やパステルカラーの中にも自分に似合う色があるなど、新しい発見もありました。私たちのまわりには、素敵な色があふれているんだなぁ、って改めて思いました。

　それにしても、肌や瞳などの色で、これだけ似合う色が変わってくることがわかって、おもしろかったし勉強になった体験でした。

あなたの今日の
ラッキーカラーは何色？

　好きな色、似合う色というのは、「十人十色」という言葉もあるように、本当に人それぞれだと思います。この記事をお読みになっているみなさんの好きな色や似合う色は、どんな色なのでしょう。

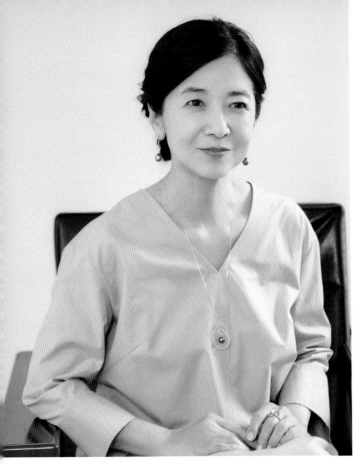

宮崎美子さん　*profile*

1958年、熊本県生まれ。
1980年に篠山紀信氏の撮影で『週刊朝日』の表紙に掲載。同年10月にはTBSテレビ小説『元気です！』主演で本格的デビュー。2009年には漢字検定1級を受けて見事に合格。現在では映画やドラマ、バラエティ番組と幅広く活躍している。2020年にデビュー40周年を迎えた。

　私の好きな色は、冒頭でお話ししたように、ネイビーなどの青系の色です。持っている服も、自然とそういった色味のものが多くなりますね。

　そういえば、私の芸能界デビューのきっかけになったテレビCMで着た水着も青でした。私にとって青は、好きな色であると同時に、幸運を引き寄せる色、つまりラッキーカラーでもあるのかもしれません。

　ラッキーカラーといえば、テレビや雑誌の占いコーナーで、「ラッキーカラー」が紹介されることがありますよね。「○○星座のあなたの、今日のラッキーカラーはオレンジ色です」みたいな。

　私、これがとても気になるんです。とはい

え、ラッキーカラーで全身をまとうとかではなく、ワンポイントでその色のアクセサリーなどを身につけるくらいですけど。

　でも、そうもいかない日ってあるじゃないですか。例えば、今日の服装は紫系1色ですけど、そんな日に「今日のラッキーカラーは青」ってわかることもありますよね。

　そんなときは、空を見上げて「空が青いから、これが私のラッキーカラー！」というように考えるなどして、なんとしてもラッキーカラーを引き寄せるようにします（笑）。ラッキーを信じる心掛けが重要なんです。

12色の色鉛筆を駆使して世界遺産検定に合格！

　色と聞いて思い起こすのは、小学生のときに使っていたクレヨンと色鉛筆です。クレヨンは全部で6色くらいだったかな。12色の色鉛筆をそろえたときはうれしかったなー。

　大人になると、クレヨンや色鉛筆を使うことって、あまりないですよね。でも、私の場合、最近、色鉛筆を使う機会がありました。

　コロナ禍のさい、空いた時間を有効に活用しようと思って、世界遺産検定の勉強をしたんです。受検のための勉強をするわけですから、参考書や問題集に鉛筆で書き込みをしたり、ノートに重要な項目を写したりといった

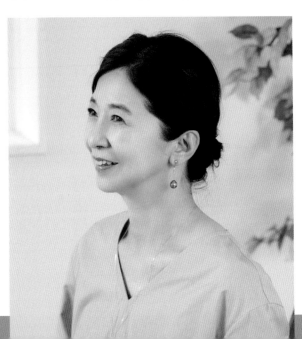

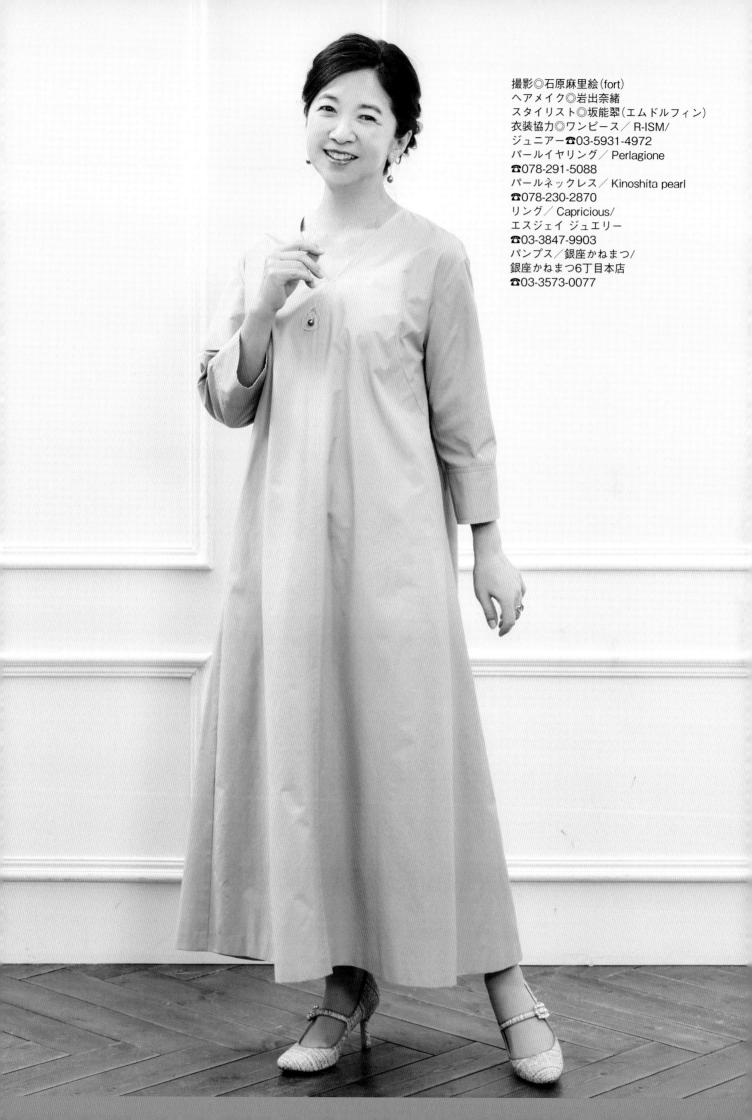

撮影◎石原麻里絵(fort)
ヘアメイク◎岩出奈緒
スタイリスト◎坂能翠(エムドルフィン)
衣装協力◎ワンピース／R-ISM／
ジュニアー☎03-5931-4972
パールイヤリング／Perlagione
☎078-291-5088
パールネックレス／Kinoshita pearl
☎078-230-2870
リング／Capricious/
エスジェイ ジュエリー
☎03-3847-9903
パンプス／銀座かねまつ／
銀座かねまつ6丁目本店
☎03-3573-0077

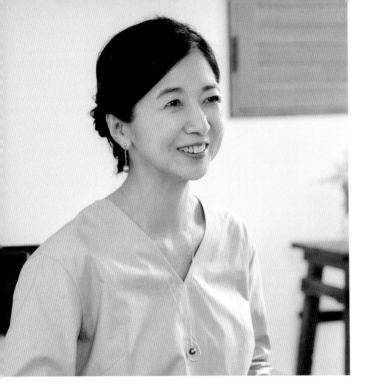

勉強を続けることになります。

でも、ずっと鉛筆で書いていると、黒い字ばかり続くので、なんだかうんざりしてきちゃって。赤鉛筆も使ってみたけど、まだ足りない気がするんですよね。

そこで、12色の色鉛筆を使い分けて、書き込むようにしたんです。結局、10色程度使ったかな。書き込みの見た目が実にカラフルになって、楽しく勉強を続けることができました。世界遺産検定も、色の助けを借りたこともあり、見事に合格！

この本をお読みのみなさんの中にも、私が出題したクイズや漢字パズル問題を、本に直接、鉛筆などで書き込んで解いている方が多いのではないでしょうか。そのさいに、色とりどりの色鉛筆も使ってみてはいかがでしょうか。正解の丸印はこの色、訂正はあの色、メモ書きはまた別の色……というように色を使い分ければ、楽しく取り組めると同時に、色鉛筆やクレヨンを使っていた子供時代の思い出が、あざやかによみがえってくるかもしれませんよ。

古来より伝わる
日本の伝統色の多彩さ

私は仕事柄、和服を着ることが少なからず

あります。そのたびに思うのは、和の色（日本古来から伝わる色）の豊かさです。日本人が、古来より暮らしの中に多彩な色を取り入れ、それを楽しみ、大切にしていたことが伝わってくるんです。

日本の伝統色って、植物の名前がついたものが多いですよね。例えば「桜色」「藤色」「卯の花色」など。卯の花色はオカラのような白色で、代表的な白色の1つです。白にも実に多くの種類があるんですよ。

こうした名前は、その植物を使って布地を染めてできる色、つまり自然の色です。どれも、とても素敵な名前だな、って思います。自然とともに生きてきた日本人の細やかな感性を感じ取ることができると思いませんか？

今は科学万能の世の中ですから、どんな色でもコンピューターなどで作れてしまうのでしょう。でも、そうした色だと、こんな素敵な名前はなかなかつかないだろうな、って感じます。

私はまだまだ日本の伝統色についてはそんなにくわしいわけではないのですが、こうした和の色を活用して着物を着こなせるようになれたら、とても粋でいいなぁーって思います。

熊本県の色は？
茶色……ではありません

色の名前に植物が多いのに対して、動物の名前の色ってあまり多くない印象ですよね。パッと思いつくのは「ネズミ色」「キツネ色」くらいかな。この2種類の動物が、古来より日本人になじみが深かった、ということでしょうか。

私の故郷の熊本県には「熊」という動物の名前がついています。そのためか、熊本をイメージする色を聞かれると「クマの毛色の茶色」と答える人がいるとか……熊本にクマは

生息していませんから！

　熊本県のイメージカラーは「火の国くまもと」を象徴する「赤」なんです。阿蘇山の火口に火振り神事、トマトやイチゴ・赤牛といった赤色でとてもおいしい農産物など、熊本県には魅力的な赤がいっぱいあります。

　ちなみに、お隣り・鹿児島県のイメージカラーは「黒」。黒豚や黒牛、黒酢に黒糖焼酎など、こちらにもおいしそうな黒がたくさん。一説によれば、熊本の赤は鹿児島の黒に対抗したものだとか。都道府県別の色を調べるのも、おもしろいかもしれませんね。

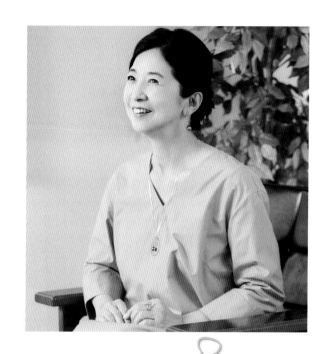

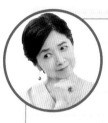

今回のおまけトリビア
宮崎美子の気になる漢字クイズ

　おまけトリビア、今回の漢字は**「桃花鳥」**です。「鳥」という漢字が使われているとおり、ある鳥の名前です。なんと読むでしょうか？　ちなみに、この鳥の名前がついた色もありますよ。

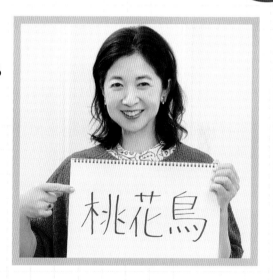

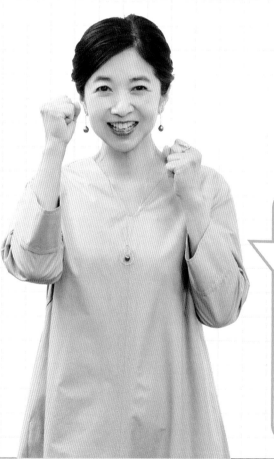

　正解は**「トキ」**。新潟県に住む、日本を象徴する鳥ですね。「朱鷺」「鴇」とも書きます。

　「トキ色」（鴇色）という色があって、やや紫がかった淡いピンク色です。トキの風切羽の色からつけられたといいます。

　佐渡島にある佐渡トキ保護センターを訪れたさい、センター長に「白熱電球の下で、古い文庫本を読む。そのときの文庫本の紙の色が鴇色なんです」と教わりました。とても素敵な表現ですね。

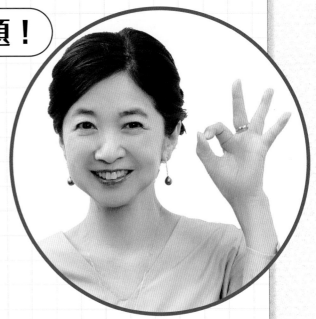

漢字教養トリビアクイズ⑲

　今回の「漢字教養トリビアクイズ」の第1問目は、「日本の伝統色」について出題しました。日本人の美の心が生んだ、伝統的な和の色を選んでいます。

　和の色といえば、「葡萄色」をご存じでしょうか。「ぶどういろ」ではなく「えびいろ」と読むんです。なんでブドウなのにエビなんでしょうか。

　葡萄色とは、ヤマブドウの熟した実のような暗い赤紫色のことです。ヤマブドウは平安時代に「葡萄葛」（エビカズラ）と呼ばれ、『源氏物語』には、その色は葡萄色と記されています。それが、江戸時代以降、葡萄は「ブドウ」と読まれるようになり、色のほうにだけ「エビ」という読み方が残ったんだそうです。

　ちなみに、「海老色」（えびいろ）という色もちゃんとあります。これは伊勢海老の殻のような深い赤色のことです。ややこしいけどおもしろいですね。

宮崎美子さんが出題！漢字教養トリビアクイズ⑲ 目次

① 日本の伝統色クイズ

日本の伝統色を集めました。問題文の説明をもとに、当てはまる色の漢字をヒントから選び、書き込んでください。

① 英語でバイオレットという名の植物の花弁の色

⇒すみれいろ　　漢字

② 少し黒く深みのある艶やかな紅色

⇒えんじいろ　　漢字

③ 灰味の強い鈍い黄緑色で、天皇の日常の袍（衣服）の色

⇒やまばといろ　　漢字

④ 鮮やかな藍がかった青色

⇒ぐんじょういろ　漢字

⑤ 銅のような、赤黒く光沢のある色

⇒あかがねいろ　　漢字

⑥ 室町時代に能の演目から生まれた落ち着いた紅紫色

⇒ふたりしずか　　漢字

⑦ 海藻の一種にちなんだ、黒みがかったもえぎ色

⇒みるいろ　　漢字

⑧ チョウジの樹皮などの煮汁で染めた色

⇒ちょうじいろ　　漢字

ヒント

海松色　　臙脂色　　群青色　　菫色
丁子色　　銅色　　二人静　　山鳩色

② 枕詞クイズ

「枕詞」とは、主に和歌で見られる技法の1つで、ある特定の言葉を導き出し、和歌の調子を整える働きをするものです。以下の枕詞はどの語句にかかる言葉か、ヒントから選んで答えてください。

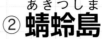

問題⑧「あおによし」の「あおに」とは万葉の言葉で、「あお」は青土、「に」は赤土のこと。青と赤の色で美しい都という意味が込められているそうです。

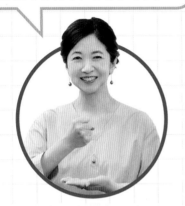

① たらちねの ⇒ [　　]

② 蜻蛉島（あきつしま）⇒ [　　]

③ ちはやぶる ⇒ [　　]

④ 足引きの（あし ひ）⇒ [　　]

⑤ 白妙の（しろたえ）⇒ [　　]

⑥ 空蝉の（うつせみ）⇒ [　　]

⑦ 草枕（くさまくら）⇒ [　　]

ヒント　命　神　衣　奈良　旅　母　山　大和

⑧ あおによし ⇒ [　　]

③ ことわざ漢字クイズ

ヒントの中から□に当てはまる漢字を入れて、①〜⑧のことわざを完成させてください。

問題⑥の解答マスには「犬」を示す漢字が入ります。中国宋時代の禅書『無門関（むもんかん）』が出典です。

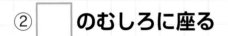

① 取りつく[　]もない

② [　]のむしろに座る

③ 貧すれば[　]する

④ 俎板の（まないた）[　]

⑤ 無[　]大食

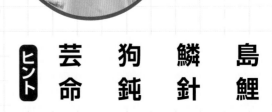

⑥ 羊頭を懸けて[　]肉を売る

⑦ [　]あっての物種

ヒント　芸　狗　鱗　島　命　鈍　針　鯉

⑧ 目から[　]が落ちる

④ 手・足漢字クイズ

「手」または「足」の漢字を含む言葉を集めました。□の中に手または足の漢字を入れ、正しい言葉を完成させてください。両方とも含む言葉もあります。

① 上司の仕事の一挙　□　一投　□　に注目する

② チームの　□□　まといにならないよう努力する

③ 彼は一　□　飛びに出世した

④ 福祉業界の人　□　不　□　は深刻な問題だ

⑤ 後輩に　□　取り　□　取り指導をする

⑥ お酒を飲みすぎたので千鳥　□　で帰宅した

⑦ 緊張で　□　が地につかない状態だった

⑧ □　利学校は日本最古の学校として知られる

⑨ 着物を着るときには　□　袋をはく

⑩ 小切　□　と約束　□　形は支払いに使われる

⑪ 優秀な技術者は引く　□　あまただ

⑫ 郵便局で記念切　□　を買う

⑬ 将棋の対局で王　□　飛車取りを決められた

⑭ 彼は口八丁　□　八丁で世渡り上手だ

⑤ 縁起のいい言葉クイズ

縁起がいいとされている言葉を集めました。各問の説明を読んで、マスに当てはまる漢字を書き込んでください。

① ますます栄える ⇒ □□（いやさか）

② めでたいときにかかるとされる紫色の雲 ⇒ □□（ずいうん）

③ 大変縁起のいい植物 ⇒ □□□□（しょうちくばい）

④ 鵲（カササギ）の鳴き声で、吉兆の代名詞 ⇒ □□（じゃくずい）

⑤ わずかなものから多くの利益を得られること
⇒ □□□□（いちりゅうまんばい）

⑥ 幸せに満ちていること ⇒ □□（ひゃくふく）

⑦ 毎日が楽しく平和なこと ⇒ □□□□□□（にちにちこれこうじつ）

⑧ 笑顔を絶やさない人のもとへは幸福が訪れる
⇒ □□□□（しょうもんらいふく）

⑨ 病気をせず健康であること ⇒ □□□□（むびょうそくさい）

⑩ 新春をほめたたえること ⇒ □□（しょうしゅん）

⑪ 賓客を招き宴会を行うこと ⇒ □□（ろくめい）

⑫ 農作物の収穫が多いこと ⇒ □□□□（ほうねんまんさく）

⑬ 初夢に出ると縁起がいいといわれるもの
⇒ □□□□□□□□□（いちふじにたかさんなすび）

⑭ 多くの客が訪れること ⇒ □□□□（せんきゃくばんらい）

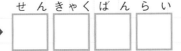

問題⑩はお正月によく見かける言葉ですね。お正月は、仕事がなければ母がいる実家に帰省して、同級生と久しぶりに会うなど、のんびり過ごします。

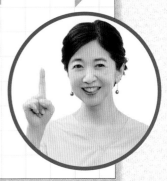

❻ 読めるけど書けない漢字クイズ

「なんとなく読めるけど、いざ書くのは難しい」という言葉を集めました。ヒントから漢字を選んで、各問のひらがなを漢字で書いてください。間違えないように正確に書き取りましょう。

① かんろく ⇒ ☐☐　　⑤ しょうすい ⇒ ☐☐

② きゅうくつ ⇒ ☐☐　　⑥ せいかん ⇒ ☐☐

③ けいしょう ⇒ ☐☐　　⑦ たんれい ⇒ ☐☐

④ しおさい ⇒ ☐☐　　⑧ つじつま ⇒ ☐☐

ヒント 禄　潮　辻　鐘　精　端　屈　警
　　　　 窮　麗　貫　憔　騒　悍　棲　悴

❼ 糸へんの漢字クイズ

糸へんの漢字を集めました。糸へんにヒントの文字を合わせて、各問のひらがなを漢字で書いてください。

① きゅう ⇒ ☐　　⑦ ふん ⇒ ☐　　⑬ けつ ⇒ ☐

② き ⇒ ☐　　⑧ ぼう ⇒ ☐　　⑭ ぜつ ⇒ ☐

③ くれない ⇒ ☐　　⑨ さい ⇒ ☐　　⑮ ぞく ⇒ ☐

④ かみ ⇒ ☐　　⑩ しゅう ⇒ ☐　　⑯ れん ⇒ ☐

⑤ じゅん ⇒ ☐　　⑪ こん ⇒ ☐　　⑰ せん ⇒ ☐

⑥ のう ⇒ ☐　　⑫ え ⇒ ☐　　⑱ たて ⇒ ☐

ヒント 色　従　及　東　売　己　甘　内　氏
　　　　 分　方　泉　屯　吉　田　会　工　冬

❽ よく見ると間違っている熟語クイズ

各問の文章には、それぞれ1ヵ所の漢字の間違いがあります。間違った漢字を正しい漢字に直してください。

① ピアノの鍵板を叩く　　　　　　　　　　誤 ［　］⇒正 ［　］

② 彼の実力は過少評価されている　　　　　誤 ［　］⇒正 ［　］

③ 国敗れて山河あり　　　　　　　　　　　誤 ［　］⇒正 ［　］

④ 血沸き肉踊る　　　　　　　　　　　　　誤 ［　］⇒正 ［　］

⑤ 僧侶になるため修業する　　　　　　　　誤 ［　］⇒正 ［　］

⑥ 海外で金を採堀する　　　　　　　　　　誤 ［　］⇒正 ［　］

⑦ 墨田川の花火大会に行きたい　　　　　　誤 ［　］⇒正 ［　］

❾ 逆立ち二字熟語クイズ

左側の□□にあてはまる二字熟語の漢字の順番を変えると、右側の□□に当てはまります。ヒントの中から当てはまる漢字を□に書き込んで文章を完成させてください。

① 本命の馬が ［　］［　］ に沈む⇔［　］［　］ 県の県庁所在地は前橋市

② 意図を組織の ［　］［　］ まで徹底させる⇔携帯 ［　］［　］ でメールを送る

③ ［　］［　］ を上るのはしんどい⇔［　］［　］ を踏んで学習する

④ 和服の ［　］［　］ は苦手だ⇔服にペンキが ［　］［　］ した

⑤ ［　］［　］ は現地集合でお願いします⇔本日の ［　］［　］ を支払います

⑥ 暗いので ［　］［　］ に注意⇔靴は ［　］［　］ 箱に入れてください

⑦ わが子は ［　］［　］ 6ヵ月です⇔記念品を ［　］［　］ 大事に保管する

⑧ 川の流れで ［　］［　］ 発電を行う⇔力士が ［　］［　］ をつける

ヒント　着　生　下　当　末　群　階　足
　　　　　　段　付　馬　日　水　力　後　端

❿ カタカナ語⇒漢字変換クイズ

　日常生活の中でよく目や耳にするカタカナ語を集めました。赤字で書かれたカタカナ語とほぼ同じ意味を持つ言葉をヒントから選び、ひらがなを漢字に書き換えてください。

① 業務効率化のため社内のインフラ整備を行う⇒ 　　　　　

② 取引先のレスポンスが遅いため仕事に支障が出た⇒ 　　　　　

③ 被災地でボランティア活動に励む　　　　　⇒ 　　　　　

④ この仕事量は自分のキャパシティを超えている⇒ 　　　　　

⑤ 会議の参加者はこれでフィックスします　⇒ 　　　　　

⑥ 作業のプロセスに問題があるようだ　　　⇒ 　　　　　

⑦ 会議日程をリマインドさせていただきます⇒ 　　　　　

⑧ 金融リテラシーが低いと節税は難しい　　⇒ 　　　　　

ヒント

しゃかいほうし	かくてい	りかいりょく
かてい	はんのう	さいかくにん
しゃかいきばん	ようりょう	

⓫ 漢数字入り熟語クイズ

　□に漢数字を入れて、熟語を完成させてください。

① 双□　　⑥ □羽烏　　⑪ □□支　　⑯ □鬼夜行

② □宝菜　　⑦ □葉集　　⑫ 春□番　　⑰ 小泉□雲

③ □□鈴　　⑧ □宝焼　　⑬ □国旗　　⑱ □法全書

④ □季報　　⑨ □社札　　⑭ □葉箱　　⑲ 国□郎

⑤ □変化　　⑩ □草粥　　⑮ □日月　　⑳ □里霧中

漢字教養トリビアクイズ ⑲　　解答

❶ 日本の伝統色クイズ

①菫色、②臙脂色、③山鳩色、④群青色、⑤銅色、⑥二人静、⑦海松色、⑧丁子色

❷ 枕詞クイズ

①母、②大和、③神、④山、⑤衣、⑥命、⑦旅、⑧奈良

❸ ことわざ漢字クイズ

①**取りつく島もない**　意味：取りすがろうとしても、相手にもしてくれないこと

②**針のむしろに座る**　意味：心が休まらない苦痛な境遇にいることのたとえ

③**貧すれば鈍する**　意味：貧乏になると、どんな人でもさもしい心を持つようになる

④**俎板の鯉**　意味：相手のなすがままになるよりほかにどうしようもない状態

⑤**無芸大食**　意味：特技や取り柄がないのに、食べることだけは人並みであること

⑥**羊頭を懸けて狗肉を売る**　意味：見かけは立派だが、実質が伴わないこと

⑦**命あっての物種**　意味：何事も命があればこそで、命がなくては元も子もなくなる

⑧**目から鱗が落ちる**　意味：何かがきっかけになって、急に物事の実態などがよく見え、理解できるようになること

❹ 手・足漢字クイズ

①一挙手一投足、②足手まとい、③一足飛び、④人手不足、⑤手取り足取り、⑥千鳥足、⑦足が地につかない、⑧足利学校、⑨足袋、⑩小切手・約束手形、⑪引く手あまた、⑫記念切手、⑬王手飛車、⑭口八丁手八丁

❺ 縁起のいい言葉クイズ

①弥栄、②瑞雲、③松竹梅、④鵲瑞、⑤一粒万倍、⑥百福、⑦日日是好日、⑧笑門来福、⑨無病息災、⑩頌春、⑪鹿鳴、⑫豊年満作、⑬一富士二鷹三茄子、⑭千客万来

❻ 読めるけど書けない漢字クイズ

①貫禄、②窮屈、③警鐘、④潮騒、⑤憔悴、⑥精悍、⑦端麗、⑧辻褄

❼ 糸へんの漢字クイズ

①級、②紀、③紅、④紙、⑤純、⑥納、⑦紛、⑧紡、⑨細、⑩終、⑪紺、⑫絵、⑬結、⑭絶、⑮続、⑯練、⑰線、⑱縦

❽ よく見ると間違っている漢字クイズ

①誤板⇒正盤、②誤少⇒正小、③誤敗⇒正破、④誤踊⇒正躍、⑤誤業⇒正行、⑥誤堀⇒正掘、⑦誤墨⇒正隅

❾ 逆立ち二字熟語クイズ

①馬群⇔群馬、②末端⇔端末、③階段⇔段階、④着付⇔付着、⑤当日⇔日当、⑥足下⇔下足、⑦生後⇔後生、⑧水力⇔力水

❿ カタカナ語⇒漢字変換クイズ

①社会基盤、②反応、③社会奉仕、④容量、⑤確定、⑥過程、⑦再確認、⑧理解力

⓫ 漢数字入り熟語クイズ

①双六、②八宝菜、③五十鈴、④四季報、⑤七変化、⑥三羽烏、⑦万葉集、⑧七宝焼、⑨千社札、⑩七草粥、⑪十二支、⑫春一番、⑬万国旗、⑭百葉箱、⑮三日月、⑯百鬼夜行、⑰小泉八雲、⑱六法全書、⑲四国三郎、⑳五里霧中

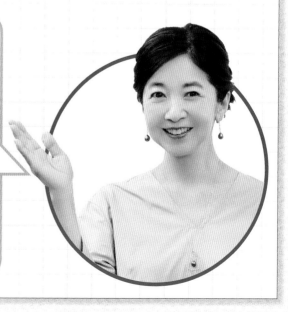

　お疲れ様でした。今回はいかがでしたか？
　「漢字教養トリビアクイズ」も今回で19回目。次号で20回を迎えます。出題したクイズの累計もそれなりの数になっていますが、それでも新しいクイズのネタが湧いてくるところに、漢字の奥深さを感じます。それでは次回もどうぞお楽しみに！

本書の漢字パズルは
過去の記憶を呼び起こし懐かしさで
脳が活性化して元気が出てきます

東北大学教授　川島隆太（かわしまりゅうた）

昔のことを思い出すと脳が刺激される

　小学生のとき、学校の授業で国語や算数を習ったことを覚えていると思います。国語では漢字の読み書き、算数では足し算・引き算など、今となれば懐かしい思い出です。

　実は、大人になった今、幼いころに学校で習った国語や算数の問題が、脳にとっては「最高の教科書」となることがわかっています。問題を解いていくうちに、過去の記憶が次々と思い出され、懐かしく思えてきます。それが脳を刺激し、脳の活性化にもつながるのです。

　昔を思い出すことで脳を活性化させる方法として、「回想法」という、認知症の進行を抑える心理療法があります。

　回想法は、1960年代にアメリカの精神科医であるロバート・バトラー氏が提唱した療法で、昔の懐かしいものに触れ、過去の経験や思い出を振り返り、それをグループ内で語り合うという内容です。

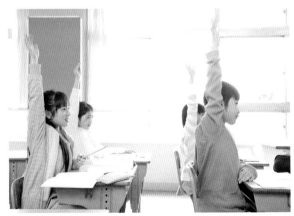

昔の学習記憶がよみがえり脳が活性化する

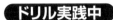

● トポグラフィ画像（脳血流測定）

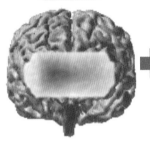
安静時

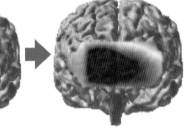
ドリル実践中

ドリルを実践する前の前頭前野の血流

赤い部分は脳の血流を表している。ドリルの試験中に血流が向上した

　日本においては、回想法はうつ病の高齢者に対して行われていましたが、現在では認知症の進行を抑えることを目的に活用されています。

気持ちが前向きになり元気を取り戻す

　昔を懐かしむ効果は多岐にわたります。過去の自分を思い出すことは、自分自身を楽しい気持ちにさせてくれます。元気が出てきて、自信も少しずつ戻ってきます。

　気持ちも、自然と前向きになります。ストレスの解消効果もあり、気持ちが穏やかになって精神状態も安定。日常生活の中で、幸福感が得られるようになってきます。

　懐かしく思うことで気持ちが前向きになり、元気を取り戻すのは、「ドーパミン」という快感を生み出す神経伝達物質が関係しています。ドーパミンは「報酬系ホルモン」とも呼ばれています。うれしいことがあった

大脳の4つの領域の働き

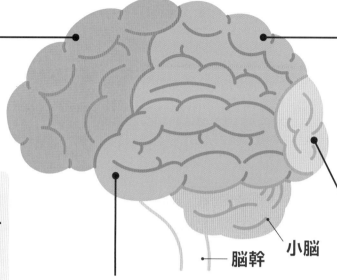

前頭葉
大脳の最も前側にある。主に思考・判断・運動・言語をつかさどる

前頭前野
前頭葉の大部分を占め、物事を記憶する、考える、行動や感情をコントロールする、人とコミュニケーションをとる、という人間らしく生きるために大切なことをつかさどる

頭頂葉
頭のてっぺんのやや後ろの部分にある。主に知覚や感覚をつかさどり、顔や手足など体全体からの感覚情報が集まる

小脳

脳幹

側頭葉
大脳の横の部分で、目の後ろ、こめかみから耳の後ろくらいまでの範囲。主に聴覚や記憶をつかさどる

後頭葉
4つの領域の中で最も小さく、最も後方に位置する。ものを見る部分で視覚をつかさどる

り、目標を達成したりしたときなど、「ご褒美」としてドーパミンが分泌されるのです。

学習を続けると脳の体積が増える

さらに、小学校で習った国語や算数などの問題を解く学習を続けると、「脳の司令塔」ともいえる「前頭前野」が活性化します。

脳は大きく、大脳、小脳、脳幹の3つに分かれています。そして、脳全体の約80％の重さを占めているのが大脳です。大脳は「前頭葉」「頭頂葉」「側頭葉」「後頭葉」の4つの領域に分かれており、それぞれ違う働きをしています。

このうち前頭葉の大部分を占めているのが「前頭前野」です。前頭前野は思考力や記憶力、やる気を出すといった、人間が人間らしく生きるために必要な機能を担っています。

大人であっても学習を続けると、脳の体積が増えることがMRI（磁気共鳴画像）の検査で確認できます。学習によって体積が増える

領域が、脳の前頭前野を中心とする部分なのです。

脳の体積がどのように変化するのか、私たちの研究グループはネズミを使った実験で確かめました。特に刺激のないケージ（おり）の中で暮らすネズミと、迷路や運動場所など刺激のあるケージで暮らすネズミに分け、それぞれ脳の体積を比較しました。

すると、刺激のないケージのネズミと比較し、刺激のある環境のネズミは大人になっても脳の体積が増加。神経細胞の数は変化していませんでしたが、神経細胞の活動を支える代表的な栄養分「BDNF（脳由来神経栄養分子）」の量が増加し、体積が増えたのです。

これは、神経細胞間で情報を送り合う神経線維の1本1本が長くなったり、枝分かれが無数に増えたりして、脳の前頭前野の神経回路が複雑になったことを意味しています。つまり、脳の神経回路網が情報をより送りやすく変化し、それが脳の体積の増加となって捉えられた結果なのです。

本書の漢字パズルを行うと
脳の血流が高まり記憶力や想起力の向上に役立つとわかりました

国語や算数の問題で脳の前頭前野が活性化

　幼いころに学んだ国語や算数の問題を解くことは、脳の若返りにつながります。

　昔に「習った」「覚えた」「考えた」という記憶は脳に残っており、学びやすいしくみがすでに頭の中でできあがっています。今、国語や算数に取り組むと、昔の記憶が呼び起こされ、それが刺激となって、脳がイキイキと働きだすのです。

　具体的には計算するのが速くなったり、記憶力や想起力が高まったりします。想起力とは、過去の記憶を思い出す力のこと。1週間前にレストランで食べたメニューを、記憶をたどって思い出すのも想起力によるものです。

　国語や算数の問題を解くと、脳の司令塔である前頭前野が活性化します。前頭前野は記憶力や想起力のほか、注意力や判断力、空間認知力などもつかさどっています。

●漢字系ドリルの脳活動

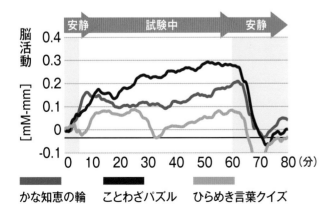

出典：漢字系脳ドリルの脳活動「脳血流量を活用した脳トレドリルの評価」より

　前頭前野の働きが活性化すると、物忘れが減ったり、会話の中で「アレ」「ソレ」といった言葉を使ったりすることも少なくなってきます。約束を忘れてしまったなどのうっかりミスや、間違った判断をすることも減少。地図を正確に見て、交通機関の乗り継ぎなども、スムーズにできるようになるのです。

ドリルを解くと前頭前野の血流が向上

　本書に収録するドリルは、一般の方を対象とした試験によって、脳の前頭前野が活性化することが確認されています。

　試験では、前頭前野の活性度を調べるために「NIRS（ニルス）」（近赤外分光分析法）という機器を使用しました。NIRSは、太陽光にも含まれる光を使って、前頭前野の血流を測定できる、安全で信頼性の高い検査機器です。

　前頭前野の血流が増えていれば、活性化していると解釈できます。血流に変化がなかったり、減少したりしていれば、前頭前野は活性化していないことを意味します。

　NIRSを使った脳ドリルの試験は2020年12月、新型コロナウイルスの感染対策を施したうえで実施しました。試験の参加者は、60〜70代の男女40人。全員、脳の状態は健康そのもので、脳出血や脳梗塞など、脳の病気の既往歴もありません。

　試験に使ったのは「漢字」「計算」「言葉」「論理」「知識」「記憶」「変わり系」の7系統、計33種類の脳ドリル。どのドリルも頭を使っ

●ドリル別の脳活動の変化

出典：「脳血液量を活用した脳トレドリルの評価」より

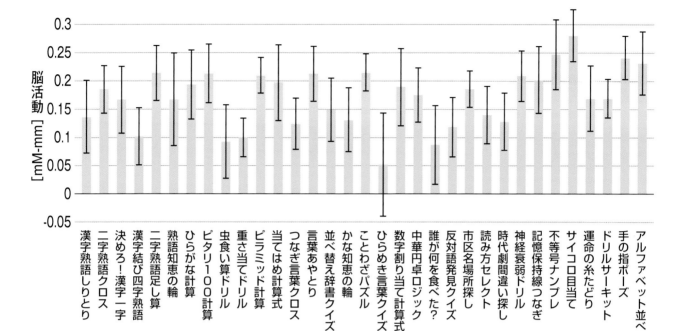

脳活動 [mM·mm]

縦軸目盛り：0.3／0.25／0.2／0.15／0.1／0.05／0／-0.05

（棒グラフ項目、左から右へ）
漢字熟語しりとり／二字熟語クロス／決めろ！漢字一字／漢字結び四字熟語／二字熟語足し算／熟語知恵の輪／ひらがな計算／ピタリ100計算／虫食い算ドリル／重さ当てドリル／ピラミッド計算／当てはめ計算式／つなぎ言葉クロス／言葉あやとり／並べ替え辞書クイズ／かな知恵の輪／ことわざパズル／ひらめき言葉クイズ／数字割り当て計算式／中華円卓ロジック／誰が何を食べた？／反対語発見クイズ／市区名場所探し／読み方セレクト／時代劇間違い探し／神経衰弱ドリル／記憶保持線つなぎ／不等号ナンプレ／サイコロ目当て／運命の糸たどり／ドリルサーキット／手の指ポーズ／アルファベット並べ

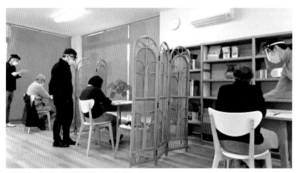

脳ドリルの試験のようす

て楽しく解けるものばかりです。

　中には幼いころに習った漢字や四字熟語、ことわざや慣用句など、国語に関する問題もあります。足し算や引き算など、算数の問題もあります。解いていくうちに、昔の学習記憶がよみがえり、懐かしく思うこともあるでしょう。

　試験では、全33種類の脳ドリルを全員で分担し、1人当たり15種類の問題を解いてもらいました。NIRSで調べた結果、参加者のみなさん全員、安静時と比較して、前頭前野の血流が促されていました。

　国語や算数の問題をはじめとしたすべてのドリルが、前頭前野の血流を高めて、活性化させることが確認されたのです。全33種類中、27種ものドリルが前頭前野の血流を顕著に促進させたことも判明しました。

達成感が得られて毎日解きたくなる

　本書には、試験で検証したものと同種のドリルの中から、漢字系のパズル問題を厳選して収録しています。

　実際にパズルを解くさいに意識してほしいのは、間違えることを気にしないこと。正解にこだわり、じっくり考えるよりも、間違いを気にせずにできるだけ速く解いていくほうが、前頭前野が活性化します。

　30日間、毎日異なるパズルを実践でき、飽きずに取り組めることで、認知機能の向上が大いに期待できます。また、制限時間内に解こうとすることで、脳にプレッシャーを与え、働きをよくする効果もあります。

　漢字パズルをやり遂げたときの達成感は絶大。達成感が得られると、脳では快感を生み出す神経伝達物質が分泌され、意欲と喜びに満ちてきます。それも脳の活性化に役立つのです。

毎日脳活 スペシャル 漢字脳活ひらめきパズルの
効果を高めるポイント

ポイント ① 毎日続けることが大切

「継続は力なり」という言葉がありますが、漢字パズルは毎日実践することで、脳が活性化していきます。2～3日に1度など、たまにやる程度では効果は現れません。また、続けていても途中でやめると、せっかく若返った脳がもとに戻ってしまいます。毎日の日課として、習慣化するのが、脳を元気にするコツだと心得てください。

ポイント ② 1日2ページ、朝食後の午前中に

1日のうちで脳が最も働くのが午前中です。できるかぎり、午前中に取り組みましょう。一度に多くの漢字ドリルをやる必要はなく、1日2ページでOK。短い時間で集中して全力を出し切ることで、脳の機能は向上していくのです。また、空腹の状態では、脳はエネルギー不足。朝ご飯をしっかり食べてから行いましょう。

ポイント ③ できるかぎり静かな環境で

静かな環境で取り組むことがポイントです。集中しやすく、脳の働きもよくなります。テレビを見ながらや、ラジオや音楽を聴きながらやっても、集中できずに脳を鍛えられないことがわかっています。周囲が騒がしくて気が散る場合は、耳栓を使うといいでしょう。

ポイント ④ 制限時間を設けるなど目標を決めて取り組む

目標を決めると、やる気が出てきます。本書では、年代別に制限時間を設けていますが、それより少し短いタイムを目標にするのもいいでしょう。解く速度を落とさずに、正解率を高めていくのもおすすめです。1ヵ月間連続して実践するのも、立派な目標です。目標を達成したら、自分にご褒美をあげると、さらに意欲も出てきます。

ポイント ⑤ 家族や友人といっしょに実践する

家族や友人といっしょに取り組むのもおすすめです。競争するなどゲーム感覚で実践すると、さらに楽しくなるはずです。何よりも、「脳を鍛える」という同じ目的を持つ仲間と実践することは、とてもやりがいがあります。漢字ドリルの後、お茶でも飲みながらコミュニケーションを取ることも、脳の若返りに役立つはずです。

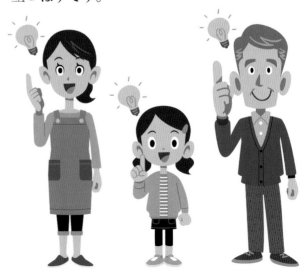

大人気脳トレ「漢字パズル」15

記憶力・認知力アップ

問題を手がかりに一時的に覚える「短期記憶」と子供のころに習った漢字など「思い出す力」を鍛えます。

- 3・18日目 **三字熟語穴うめ推理**
- 6・21日目 **熟語駅伝**
- 10・25日目 **2分の1漢字パズル**
- 14・29日目 **バラバラ言葉**

バラバラ言葉

❶ イカエガン	❻ クウモハモイコ
□□□□	□は□□□□
ヒント ロードショー　チケット	ヒント 夢中　彼氏

❷ カセイシツ	❼ ホシンウヤウソ
□□□□	□□□□□□
ヒント プライベート　日常	ヒント 午前0時　ラジオ

❸ シウヨキョカ	❽ ブハツンシンイタ
□□□□	□□□□□□□
ヒント 授業　テスト	ヒント 朝夕　ポスト

注意力・集中力アップ

指示どおりの文字を探したり、浮かび上がった図形から文字を読み取ったりするなど、注意力・集中力が磨かれます。

- 2・17日目 **漢字ぬり絵パズル**
- 7・22日目 **漢字はじき**
- 9・24日目 **熟語ルーレット**
- 11・26日目 **迷路で言葉クイズ**

熟語ルーレット

直感力アップ

知識や経験を総動員して、素早く決断を下したり行動に移したりする力が身につきます。

- 5・20日目 **漢字推理ドリル**
- 13・28日目 **熟語フラッシュ**
- 15・30日目 **漢字ジグザグクロス**

漢字推理ドリル

❶
A　□□剤　ヒント 洗濯時、洗剤とともに入れる
B　□動□　ヒント タコ・イカ・クラゲ
C　□□良　ヒント 頭や腹が痛い
D　竹□□　ヒント かぐや姫
E　言□□　ヒント もってのほか

❷
A　□衰□　ヒント ペアのカードを当てる遊び
B　途□□　ヒント 現時点の進行状況
C　□□背　ヒント 太ってもやせてもいない
D　□□敏　ヒント 冷たいものが歯にしみる
E　人□□　ヒント AIとも呼ばれる

思考力・想起力アップ

論理的に考える問題や推理しながら答えを導く問題で、考える力を磨き、頭の回転力アップが期待できます。

- 1・16日目 **しりとり熟語迷路**
- 4・19日目 **漢字画数計算パズル**
- 8・23日目 **二字熟語クロス**
- 12・27日目 **漢字熟語しりとり**

漢字画数計算パズル

❶ 下－級＋九＋糸＋正＝□
❷ 口＋耳－花＋拡－円＝□
❸ 批－山＋日－人＋時＝□
❹ 泊－一＋竹＋豆－牛＝□
❺ 本＋年－段－兄＋参＝□
❻ 七＋抗＋学－五－羽＋台＝□

しりとり熟語迷路

実践日

月　日

難易度 ❹ ★★★★☆

スタートからゴールにかけて、三字熟語か四字熟語の読み方だけで進めます。出てくる順番通りの熟語を漢字で書きましょう。熟語の最後のひらがなが、次の熟語の最初のひらがなになります。

①

む	で	い	つ	し	よ	く	い	う	ん
ま	う	す	ね	か	た	そ	ぎ	く	り
い	せ	し	う	も	は	く	く	ぶ	ひ
か	ん	ち	よ	き	つ	し	ふ	う	こ
む	ば	れ	ん	い	う	き	の	ゆ	め
と	ん	む	す	め	え	こ	う	ち	れ

スタート（左）→ ゴール（右上）

① □□ 娘
② □ 鏡
③ □ 即
④ □ 口
⑤ □ 宙
⑥ □□□ 厘

②

つ	り	よ	み	せ	め	い	ね	る	も
あ	ぼ	く	な	ん	ま	げ	わ	ぎ	あ
か	し	ひ	べ	よ	れ	ろ	は	ゆ	う
う	ま	ご	ん	き	ん	く	そ	ね	す
い	え	し	ね	か	り	に	ぶ	し	げ
ひ	き	ん	ち	ん	の	や	く	よ	う
へ	つ	か	え	た	い	し	ん	い	ぬ

スタート → ゴール

① □□ 鍋
② 護
③ 陳
④ 役 □
⑤
⑥ 粧

③

え	あ	ん	せ	き	な
ん	よ	き	め	ん	か
う	う	く	に	む	く
か	し	む	く	や	じ
る	よ	く	え	れ	う
べ	た	う	ぜ	つ	ご
ご	ち	ほ	ん	ぜ	ぜ
ん	い	か	ま	け	ん
い	け	う	め	ゆ	ち
つ	じ	ど	ん	う	へ
く	と	せ	も	り	と
が	う	て	ん	べ	ん

スタート → ゴール

① 閣
② 弱
③ 絶
④ 前
⑤
⑥ 句
⑦ 読

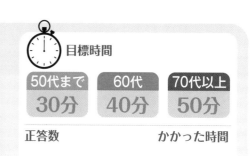

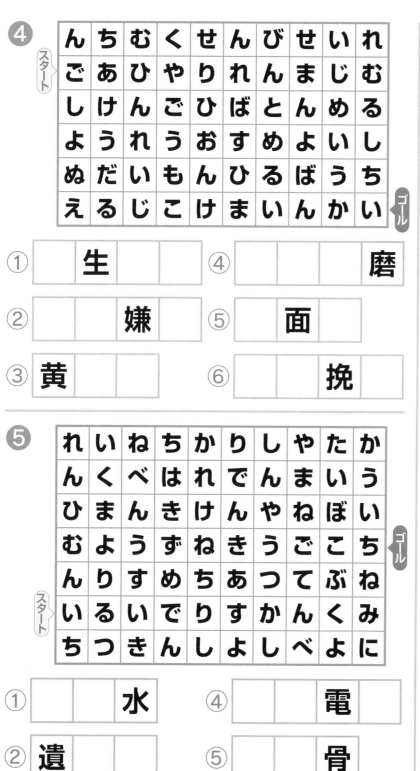

想起力が何度も鍛えられる

3×3マス、4×4マスなど、ひらがなの書かれているマスを少し大きなブロックごとに見ていると、熟語が頭に浮かんでくるでしょう。ゴールに近づくほど何度も想起力が鍛えられます。

目標時間

50代まで	60代	70代以上
30分	40分	50分

正答数　　　　　かかった時間

／38問　　　　　分

④

ん	ち	む	く	せ	ん	び	せ	い	れ
ご	あ	ひ	や	り	れ	ん	ま	じ	む
し	け	ん	ご	ひ	ば	と	ん	め	る
よ	う	れ	う	お	す	め	よ	い	し
ぬ	だ	い	も	ん	ひ	る	ば	う	ち
え	る	じ	こ	け	ま	い	ん	か	い

① □ 生 □ □
② □ □ 嫌 □
③ 黄 □ □
④ □ □ □ 磨
⑤ □ 面 □ □
⑥ □ □ □ 挽

⑤

れ	い	ね	ち	か	り	し	や	た	か
ん	く	べ	は	れ	で	ん	ま	い	う
ひ	ま	ん	き	け	ん	や	ね	ぼ	い
む	よ	う	ず	ね	き	う	ご	こ	ち
ん	り	す	め	ち	あ	つ	て	ぶ	ね
い	る	い	で	り	す	か	ん	く	み
ち	つ	き	ん	し	よ	し	べ	よ	に

① □ □ 水 □
② 遺 □ □
③ □ □ □ 徹
④ □ □ 電 □
⑤ □ □ 骨 □
⑥ 心 □

⑥

が	う	る	た	で	む
ん	ね	ん	ち	ん	こ
し	え	ぜ	ん	あ	う
よ	う	ゆ	か	つ	せ
き	き	れ	う	ま	ひ
く	よ	え	ほ	き	げ
ん	べ	け	は	せ	め
く	け	ん	る	い	ち
が	い	し	う	ぬ	ゆ
ん	い	せ	ど	ん	う
ち	げ	む	く	い	ね
よ	う	か	ゆ	ほ	む

① □ 光 □ □
② □ □ 燃 □
③ □ □ □ □
④ 恵 □ □ □
⑤ □ □ 虫 □
⑥ □ □ 神 □
⑦ □ □ □ □

漢字ぬり絵パズル

実践日

月　　日

難易度 ❸ ★★★☆☆

碁盤目状の枠の中に、形の似た漢字（一部は読み方の似た漢字）が並んでいるので、問題に指定された漢字のみを塗っていきます。すべて塗ると、ある文字が浮かびあがるので、その文字を答えてください。

❶ 「人」を塗ってください。

答え

大	火	火	大	人	大	大	大	火	人	火	火	大	大	火	大	大	人	大	大
火	火	大	大	人	大	人	人	人	火	火	火	大	大	火	人	人	人	人	人
火	火	火	人	大	大	人	火	人	大	火	人	人	人	大	人	大	大	火	人
大	大	人	人	火	人	大	人	大	人	人	大	火	人	大	人	火	火	大	人
人	人	大	人	火	大	火	火	人	大	人	人	人	大	火	大	火	火	大	人
大	大	火	人	大	火	火	火	人	大	火	火	大	人	大	大	火	火	人	大
大	火	大	人	大	大	人	人	火	火	大	人	人	人	火	大	人	人	大	火

❷ 「五」を塗ってください。

答え

伍	伍	互	互	五	五	五	互	伍	伍	伍	伍	互	互	互	伍	伍	五	伍	互
五	五	五	五	五	互	五	伍	伍	伍	互	互	伍	伍	互	互	五	五	五	五
互	互	伍	伍	五	互	五	互	伍	伍	五	互	互	伍	伍	互	互	五	五	伍
伍	互	互	伍	五	五	互	五	互	五	五	五	互	五	互	五	五	五	五	五
互	互	互	伍	五	伍	五	互	伍	五	互	互	互	伍	互	互	互	伍	五	互
互	互	伍	五	互	伍	五	伍	五	互	互	伍	互	互	互	伍	互	互	互	五
伍	五	五	伍	伍	伍	五	五	伍	互	互	互	互	伍	互	互	伍	互	伍	五

❸ 「少」を塗ってください。

答え

手	手	水	水	小	小	水	水	小	小	手	少	小	小	小	手	水	水	少	水
少	少	少	少	少	小	少	少	少	少	手	少	水	水	小	少	少	少	少	少
小	小	小	手	少	水	水	小	小	手	手	少	水	水	小	小	手	手	少	手
手	水	水	少	水	少	少	少	少	少	手	手	少	小	小	少	少	少	少	水
水	水	少	少	小	少	小	水	水	少	手	少	小	小	手	少	水	少	水	水
手	少	水	小	少	小	小	水	少	少	手	水	少	少	少	小	少	水	手	少
少	水	水	小	少	手	少	少	小	小	小	少	少	手	手	小	小	水	少	小

集中力・注意力アップ！

形の似た漢字が並ぶなか、指定された漢字のみを見つけるため、集中力や注意力、識別力が大幅アップします。また、空間認識力の鍛錬にも大いに役立つと考えられます。

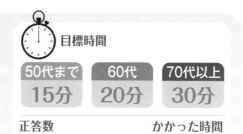

	目標時間	
50代まで	60代	70代以上
15分	20分	30分

正答数　　　　　　かかった時間

／6問　　　　分

---

❹ 「中」を塗ってください。

答え

虫	中	仲	仲	中	虫	虫	仲	仲	仲	中	仲	虫	中	中	虫	虫	仲	仲	仲
仲	中	仲	虫	中	仲	虫	虫	仲	仲	中	仲	虫	虫	虫	中	中	中	中	中
中	中	中	中	中	中	虫	虫	仲	虫	中	中	中	中	虫	仲	虫	中	虫	中
仲	中	虫	虫	中	仲	中	仲	虫	中	仲	仲	虫	中	虫	虫	中	中	中	虫
虫	中	仲	仲	中	虫	虫	虫	仲	中	中	仲	虫	仲	中	虫	中	中	中	虫
仲	仲	仲	虫	中	虫	仲	仲	虫	中	仲	中	虫	仲	虫	中	仲	虫	仲	中
虫	虫	中	中	仲	仲	虫	虫	仲	仲	虫	中	中	中	中	中	虫	虫	仲	中

---

❺ 「土」を塗ってください。

答え

土	上	上	土	上	上	土	土	土	上	上	土	土	土	上	上	上	土	上	土
土	上	上	土	土	土	土	上	土	土	土	土	土	土	上	土	土	土	土	土
土	土	土	上	土	上	土	土	土	上	土	土	土	土	上	土	上	土	上	上
土	土	土	上	上	土	上	土	土	上	上	土	土	土	上	土	上	土	土	土
土	上	上	土	上	土	土	土	上	土	土	土	土	土	土	上	土	土	上	土
土	上	土	上	土	上	土	上	上	土	土	土	上	土	土	土	上	土	土	土
土	土	土	上	土	土	上	上	土	土	上	土	土	土	土	土	上	土	土	上

---

❻ 「丈」を塗ってください。

答え

大	大	犬	丈	太	太	丈	大	大	太	太	犬	犬	大	太	犬	犬	太	丈	丈
丈	丈	丈	丈	丈	大	丈	大	太	犬	丈	大	太	太	丈	犬	丈	大	大	犬
犬	太	犬	犬	丈	丈	丈	丈	犬	丈	大	犬	丈	大	太	大	犬	丈	犬	丈
大	太	犬	丈	太	大	丈	丈	丈	大	丈	犬	丈	太	大	犬	丈	太	丈	太
大	大	太	犬	太	太	丈	犬	丈	太	大	大	犬	犬	太	丈	大	犬	丈	丈
丈	犬	太	丈	丈	丈	太	丈	犬	太	犬	大	丈	太	太	丈	犬	太	太	犬
大	太	丈	丈	太	太	丈	丈	犬	大	丈	丈	犬	太	太	大	丈	丈	犬	大

三字熟語穴うめ推理

実践日

□月 □日

難易度❹★★★★☆

真ん中の１字が抜けた三字熟語が２つ提示されています。左右の漢字から推理して中央のマスをうめ、残り１マスにはリストから漢字を選び、縦に読める三字熟語を作りましょう。リストの漢字はすべて使います。

●例題

競
国 技 館
居 場 所

この部分のマスはリストから漢字を選んでうめる

このマスは前後の漢字から推理してうめる

三字熟語が真ん中の字が抜けた形で２つ提示されているので、左右の漢字から推理して中央のマスをうめる。

残りの１マスはリストから選んで漢字を書き入れる。

答えは「競技場」

① 角□糖 ／ □ ／ 会□士

② 五□肩 ／ □ ／ 前□祭

③ 給□係 ／ □ ／ 解□剤

④ 更□期 ／ 祝□会 ／ □

⑤ 不□欠 ／ 超□力 ／ □

⑥ 低□圧 ／ □ ／ 屋□骨

⑦ 最□鋭 ／ 四□王 ／ □

⑧ 過□足 ／ 自□車 ／ □

⑨ 内□慶 ／ 見□識 ／ □

⑩ 常□品 ／ 健□症 ／ □

⑪ □ ／ 照□係 ／ 大□原

⑫ 表□力 ／ □ ／ 異□館

リスト①〜⑫の：産 五 中 性 時 録 有 状 箱 代 地 象

解答 ①砂糖会計士、②五十肩、③給食係、④更年期、⑤不可欠、⑥低気圧、⑦最新鋭、⑧過不足、⑨内祝慶、⑩常備品、⑪有名人、⑫表現代

記憶力がフル回転して認知力も向上

　三字熟語のまん中の文字を考えるのに、記憶力がフル回転します。正解がわかったときには、その熟語について意味や形状を頭に描くので、認知力も同時に鍛えられます。

⏱ 目標時間

50代まで	60代	70代以上
20分	25分	30分

正答数　　　　かかった時間

／28問　　　　分

---

⑬
運 □ 手
提 □ 物
　 □

⑭
句 □ 点
草 □ 体
　 □

⑮
無 □ 備
紙 □ 船
　 □

⑯
虚 □ 感
　 □
大 □ 省

⑰
若 □ 髪
　 □
地 □ 儀

⑱
高 □ 差
乱 □ 流
　 □

⑲
部 □ 者
　 □
反 □ 会

⑳
音 □ 会
客 □ 性
　 □

㉑
不 □ 期
古 □ 計
　 □

㉒
自 □ 店
　 □
無 □ 属

㉓
七 □ 三
朧 □ 夜
　 □

㉔
　 □ 医
外 □
図 □ 館

㉕
無 □ 米
　 □
血 □ 型

㉖
混 □ 時
鮮 □ 店
　 □

㉗
新 □ 幕
　 □
私 □ 箱

㉘
炭 □ 水
高 □ 能
　 □

---

⑬〜㉘の
リスト

教	浄	尽	務	圧	雨	血	林
業	届	制	的	寝	晴	門	家

解答　⑬運転届、⑭句読点、⑮無防備、⑯虚脱感、⑰金髪、⑱高低差、⑲部外者、⑳音楽会、㉑不定期、㉒自転車、㉓七五三、㉔外科医、㉕無洗米、㉖混雑時、㉗新入幕、㉘炭酸水

漢字画数計算パズル

実践日

月　　日

難易度 ④ ★★★★☆

各問、それぞれの漢字の画数を数え、頭の中で数字に置き換えて計算式に当てはめ計算してください。漢数字も画数に置き換えて計算をします。画数はできるだけメモしないで暗算で計算を行いましょう。

❶ 下－級＋九＋糸＋正＝

❷ 口＋耳－花＋拡－円＝

❸ 批－山＋日－人＋時＝

❹ 泊－一＋竹＋豆－牛＝

❺ 本＋年－段－兄＋参＝

❻ 七＋抗＋学－五－羽＋台＝

❼ 価－用＋回－狩＋干－利＝

❽ 沙＋三＋草－仕－麦＋太＝

❾ 進－妻＋後－也＋平＋休＝

❿ 毛－先－況＋品＋他－届＝

解答　❶3－9＋2＋6＋5＝7、❷3＋6－7＋8－4＝6、❸7－3＋4－2＋10＝16、❹8－1＋6＋7－4＝16、❺5＋6－9－5＋8＝5、❻2＋7＋8－4－6＋5＝12、❼8－5＋6－9＋3－7＝－4、❽7＋3＋9－5－7＋4＝11、❾11－8＋9－3＋5＋6＝20、❿4－6－8＋9＋5－8＝－4

脳活ポイント

記銘力・想起力が大幅アップ！

漢字の画数を覚えつつ、暗算で計算を行うというデュアルタスク（二重課題）で、脳の司令塔「前頭前野」や海馬の強化が期待できます。記銘力・想起力の向上に役立つでしょう。

目標時間

50代まで	60代	70代以上
20分	30分	40分

正答数　　　　　　　かかった時間

／20問　　　　分

⓫ 阪−四＋待−兵＋矛＝ □

⓬ 圧＋白−迅−深＋求＝ □

⓭ 斤−君＋三＋其−括＝ □

⓮ 港＋欧−逃−右−曲＝ □

⓯ 灯＋照−抄−大＋命＝ □

⓰ 春＋万＋少−径＋話−孝＝ □

⓱ 某−八＋送−柵＋伊−句＝ □

⓲ 仙−美＋河−五＋油＋羊＝ □

⓳ 恵＋身＋反−好−巳＋柱＝ □

⓴ 形＋邪＋又−架＋百−犯＝ □

実践日
　　月　　日

難易度 **5** ★★★★★

　各問、A～Hの各マスに漢字1字を入れ、それぞれ三字熟語か四字熟語にしてください。❶～❹各問の番号が同じマスには、同じ漢字が入ります。熟語が1つできるごとに正解とします。

❶

A ① ② 剤
ヒント 洗濯時、洗剤とともに入れる

B ② ③ 動 ④
ヒント タコ・イカ・クラゲ

C ③ ⑤ ⑥ 良
ヒント 頭や腹が痛い

D 竹 ⑦ ④ ⑧
ヒント かぐや姫

E 言 ⑧ ⑨ ⑩
ヒント もってのほか

F ⑪ ⑩ 幕

G ⑤ ⑫ 料

H ⑬ ① ⑥ ⑩

❷

A ① ② 哀 ③
ヒント ペアのカードを当てる遊び

B 途 ④ ② ⑤
ヒント 現時点の進行状況

C ④ ⑥ ④ 背
ヒント 太ってもやせてもいない

D ⑦ ⑧ ⑤ 敏
ヒント 冷たいものが歯にしみる

E 人 ⑨ ⑦ ⑩
ヒント AIとも呼ばれる

F ⑪ ④ 毒

G ⑫ ⑪ 住

H ③ ⑥ ⑬ ⑪

解答 ❶A 柔軟剤、B 軟体動物、C 体調不良、D 竹取物語、E 言語道断、F 開幕、G 調味料、H 優柔不断、
❷A 神経衰弱、B 途中経過、C 中肉中背、D 知覚過敏、E 人工知能、F 消毒、G 衣食住、H 消化不良

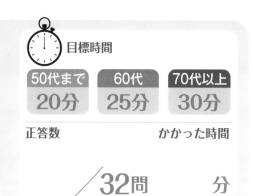

脳活ポイント

直感力と推理力を鍛える

空欄に入る漢字をパズルのように推理するため、直感力や推理力、想起力が鍛えられます。また、言語をつかさどる側頭葉が活性化し、国語力や語彙力の鍛錬にも大いに役立つと考えられます。

⏱️ 目標時間

50代まで	60代	70代以上
20分	25分	30分

正答数　　　　　　かかった時間

／32問　　　　　分

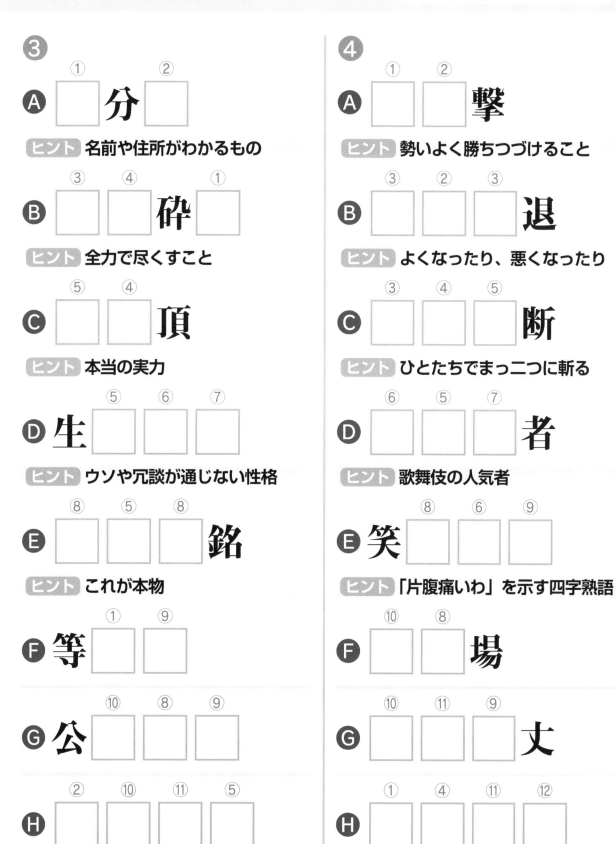

❸

Ⓐ [①] 分 [②]

ヒント 名前や住所がわかるもの

Ⓑ [③] [④] 砕 [①]

ヒント 全力で尽くすこと

Ⓒ [⑤] [④] 頂

ヒント 本当の実力

Ⓓ 生 [⑤] [⑥] [⑦]

ヒント ウソや冗談が通じない性格

Ⓔ [⑧] [⑤] [⑧] 銘

ヒント これが本物

Ⓕ 等 [①] [⑨]

Ⓖ 公 [⑩] [⑧] [⑨]

Ⓗ [②] [⑩] [⑪] [⑤]

❹

Ⓐ [①] [②] 撃

ヒント 勢いよく勝ちつづけること

Ⓑ [③] [②] [③] 退

ヒント よくなったり、悪くなったり

Ⓒ [③] [④] [⑤] 断

ヒント ひとたちでまっ二つに斬る

Ⓓ [⑥] [⑤] [⑦] 者

ヒント 歌舞伎の人気者

Ⓔ 笑 [⑧] [⑥] [⑨]

ヒント 「片腹痛いわ」を示す四字熟語

Ⓕ [⑩] [⑧] 場

Ⓖ [⑩] [⑪] [⑨] 丈

Ⓗ [①] [④] [⑪] [⑫]

解答 ❸Ⓐ身分証明、Ⓑ粉骨砕身、Ⓒ真骨頂、Ⓓ生真面目、Ⓔ正真正銘、Ⓕ等身大、Ⓖ公明正大、Ⓗ難攻不落、
❹Ⓐ進一退、Ⓑ一刀両断、Ⓒ正正堂堂、Ⓔ笑止千万、Ⓕ波瀾万丈、Ⓗ将刀乱麻

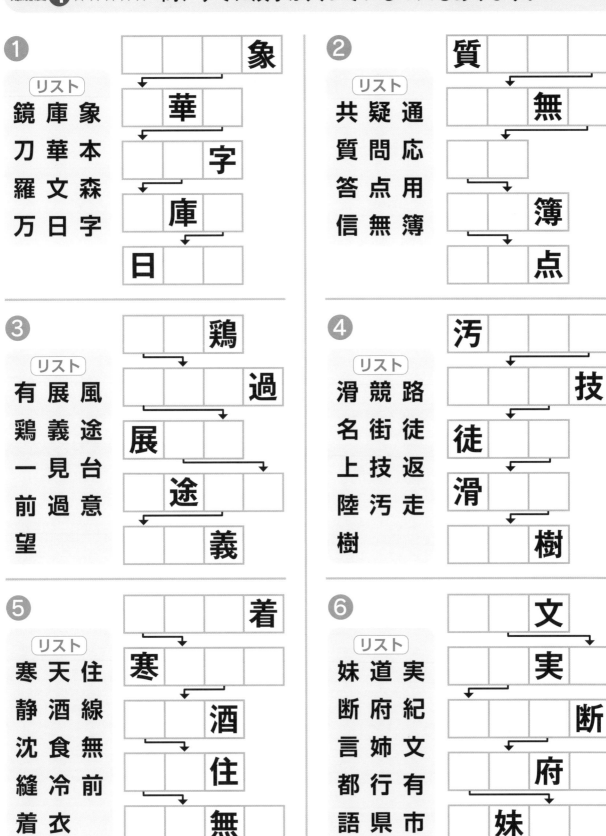

熟語駅伝

実践日

月　日

難易度④★★★★☆

2〜4文字の熟語が成立するよう、問題に提示された漢字をすべて、右のマスに当てはめてください。矢印でつながる上下のマスには同じ漢字が入ります。各問、すでに漢字が入っているマスもあります。

❶

リスト

鏡　庫　象
刀　華　本
羅　文　森
万　日　字

（マス：象／華／字／庫／日）

❷

リスト

共　疑　通
質　問　応
答　点　用
信　無　簿

（マス：質／無／簿／点）

❸

リスト

有　展　風
鶏　義　途
一　見　台
前　過　意
望

（マス：鶏／過／展／途／義）

❹

リスト

滑　競　路
名　街　徒
上　技　返
陸　汚　走
樹

（マス：汚／技／徒／滑／樹）

❺

リスト

寒　天　住
静　酒　線
沈　食　無
縫　冷　前
着　衣

（マス：着／寒／酒／住／無）

❻

リスト

妹　道　実
断　府　紀
言　姉　文
都　行　有
語　県　市

（マス：文／実／断／府／妹）

脳の司令塔を刺激！

ヒントの漢字をもとに2〜4文字の熟語を作り出すため、想起力と言語力が鍛えられるとともに脳の司令塔「前頭前野」が刺激され、認知力や思考力が磨かれます。

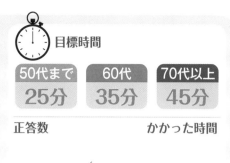

目標時間

50代まで	60代	70代以上
25分	35分	45分

正答数　　　　　かかった時間

／12問　　　分

❼
リスト
広 作 所
御 住 無
務 録 大
衣 辺 為

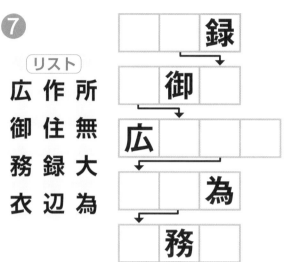

❽
リスト
見 席 門
出 大 論
玉 不 号
外 番 目

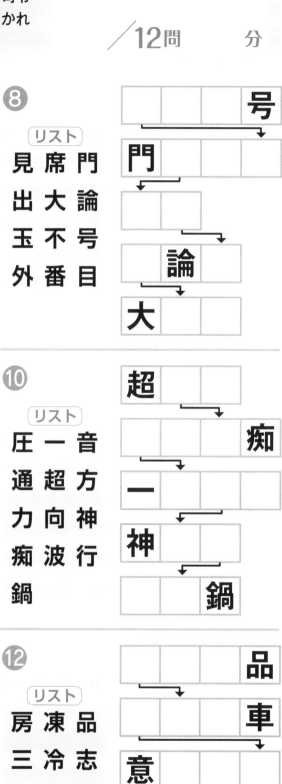

❾
リスト
悟 子 栄
工 絵 場
空 木 繁
事 孫 現
拍

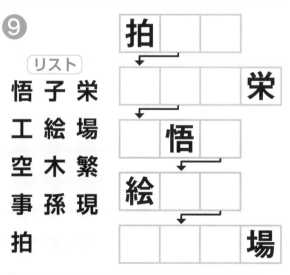

❿
リスト
圧 一 音
通 超 方
力 超 神
痴 向 行
鍋 波

⓫
リスト
料 場 計
深 中 水
浴 懐 魚
理 飲 華
時 海

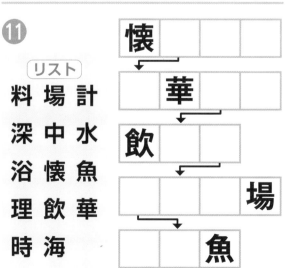

⓬
リスト
房 凍 品
三 冷 志
四 車 暮
薄 食 弱
意 朝 国

漢字はじき

実践日

　　月　　日

難易度④★★★★☆

各問の漢字を、マスの中にある18個それぞれの漢字の前か後ろにつけて、一般的な二字熟語を作ってください。熟語がうまく作れない漢字が①〜④⑦〜⑩では1つ、⑤⑥⑪⑫では2つあります。

① 気　答え ☐

運	火	人	球	色	前
配	景	空	性	電	力
木	語	平	味	浮	元

② 根　答え ☐

元	源	禍	本	絶	拠
性	心	精	毛	屋	球
羽	島	垣	大	札	幹

③ 高　答え ☐

値	圧	至	最	等	度
架	貴	炉	地	標	青
名	層	額	僧	中	台

④ 売　答え ☐

焼	商	買	購	特	多
販	発	却	競	砂	転
約	密	値	専	上	店

⑤ 石　答え ☐ ☐

礎	定	玉	原	砕	軽
小	懐	段	像	宝	碑
返	落	版	頭	投	世

⑥ 海　答え ☐ ☐

面	上	軍	産	抜	休
図	運	樹	荒	草	域
沿	外	辺	取	浜	峡

脳活ポイント

集中力・注意力が一挙に磨かれる

多くの二字熟語を思い出さねばならないため、集中力が必要です。さらに、その熟語が本当に使われているものであるかどうかを、注意しながら答えを導きます。集中力と注意力が一挙に磨かれます。

目標時間

50代まで	60代	70代以上
20分	25分	30分

正答数　　　　　　　　かかった時間

／12問　　　　　　分

---

❼ 成　　答え

立	育	養	分	長	構
編	績	果	功	否	人
大	元	完	合	熟	金

❽ 前　　答え

最	菜	方	敵	半	面
手	箸	後	空	兆	直
夜	衛	説	事	建	名

❾ 顔　　答え

新	紅	横	笑	拝	寝
童	色	面	厚	美	素
朝	破	洗	浴	料	役

❿ 目　　答え

節	印	先	鈍	細	項
録	次	品	曲	種	色
人	元	科	題	標	的

⓫ 全　　答え

文	万	完	裸	進	容
体	身	面	然	安	水
力	開	部	額	健	員

⓬ 家　　答え

大	訓	宝	計	系	紋
事	実	路	安	業	供
庭	民	王	生	内	来

解答 ❼立、❽養、❾洗、❿次、⓫裸・水、⓬宝・供

37

二字熟語クロス

実践日

月　日

難易度 ④ ★★★★☆

下のリストから、上下左右にある漢字と組み合わせて二字熟語を4つ作れる漢字を選び、中央のマスに記入します。ページごとに16問すべて解いたら、リストに残った4字の漢字から四字熟語を作ってください。

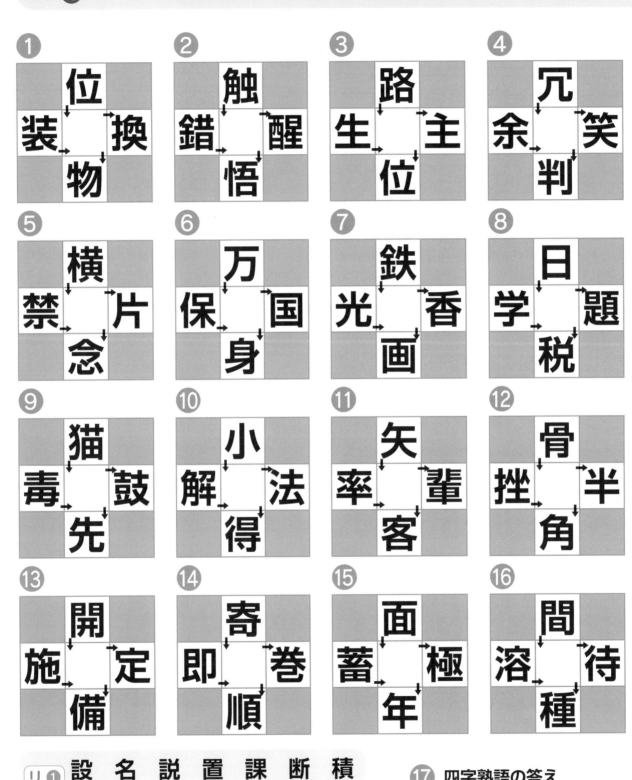

① 位／装□換／物

② 触／錯□醒／悟

③ 路／生□主／位

④ 冗／余□笑／判

⑤ 横／禁□片／念

⑥ 万／保□国／身

⑦ 鉄／光□香／画

⑧ 日／学□題／税

⑨ 猫／毒□鼓／先

⑩ 小／解□法／得

⑪ 矢／率□輩／客

⑫ 骨／挫□半／角

⑬ 開／施□定／備

⑭ 寄／即□巻／順

⑮ 面／蓄□極／年

⑯ 間／溶□待／種

リスト ①～⑯の

設　名　説　置　課　断　積
先　大　地　覚　分　席　全
折　談　線　義　舌　接

⑰ 四字熟語の答え

答え □□□□

解答　①置、②覚、③地、④談、⑤断、⑥全、⑦線、⑧課、⑨舌、⑩説、⑪先、⑫折、⑬設、⑭席、⑮積、⑯接、〈四字熟語の答え〉大義名分

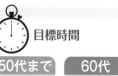

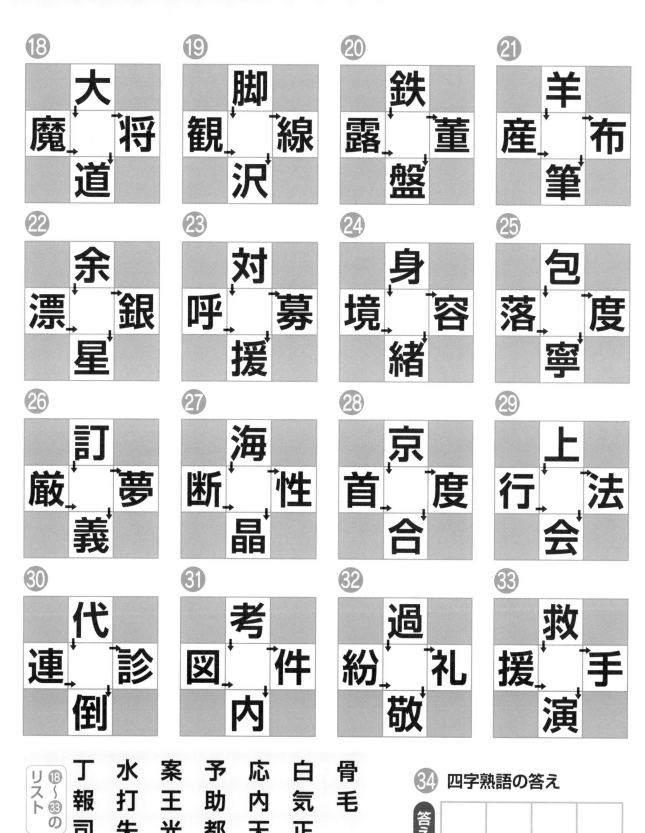

脳活ポイント

思考力と想起力を磨く！

4つの二字熟語に共通する漢字を探すのに必要な思考力や想像力・洞察力や、漢字を思い出す想起力が養われると考えられます。また、漢字力や語彙力を向上させる効果も期待できるでしょう。

目標時間

50代まで	60代	70代以上
25分	35分	45分

正答数　　　　　　かかった時間

／34問　　　　　分

⑱ 大／魔□将／道

⑲ 脚／観□線／沢

⑳ 鉄／露□董／盤

㉑ 羊／産□布／筆

㉒ 余／漂□銀／星

㉓ 対／呼□募／援

㉔ 身／境□容／緒

㉕ 包／落□度／寧

㉖ 訂／厳□夢／義

㉗ 海／断□性／晶

㉘ 京／首□度／合

㉙ 上／行□法／会

㉚ 代／連□診／倒

㉛ 考／図□件／内

㉜ 過／紛□礼／敬

㉝ 救／援□手／演

リスト ⑱〜㉝の

丁　水　案　予　応　白　骨
報　打　王　助　内　気　毛
司　失　光　都　天　正

㉞ 四字熟語の答え

答え □□□□

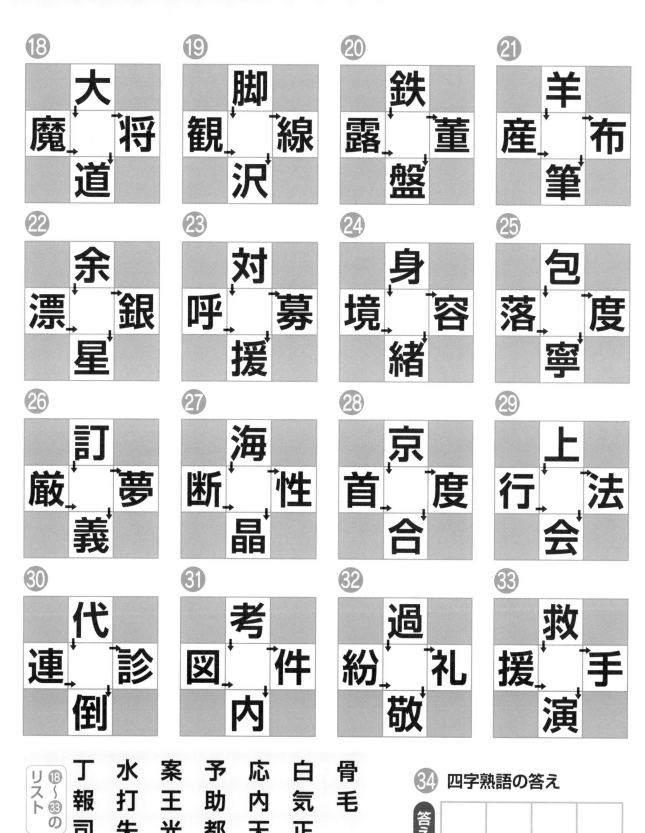

熟語ルーレット

実践日
　　　月　　　日

難易度④★★★★☆

中央の漢字とその周囲のひらがなを組み合わせて言葉を作り、漢字で答えてください。漢字が使われる場所は各問で違いますが、ひらがなは時計回りに読みます。解答が小文字でも大文字で表記されています。

●例題

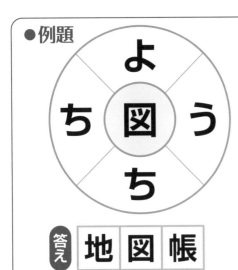

答え　地図帳

考え方

　中央にある漢字を見て、まずこの漢字の後にひらがながくるかを考える。ひらがなは時計回りに読むので、この問題の場合は「図ようちち」「図うちちよ」「図ちちよう」「図ちようち」の4つの読み方ができるが、どれも意味をなさない。

　次に、図の前にひらがな1文字をつけて読んでみる。この問題の場合は「ち」が2つあるので、「よ図・う図・ち図」の3つが考えられる。このうち、ち図は地図と推測できる。

　そこで、図の後ろにひらがなをつけてみる。時計回りに読むので、「ち図ちよう」あるいは「ち図ようち」と読める。小文字でも大文字で書かれている場合があるので「よ」を「ょ」にすると、先に述べたものが「ち図ちょう」という言葉になり、答えは「地図帳」になる。

①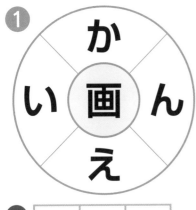

答え □□□

②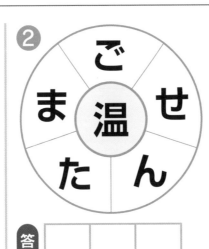

答え □□□

③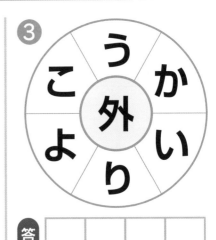

答え □□□□

④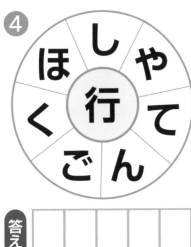

答え □□□□□

⑤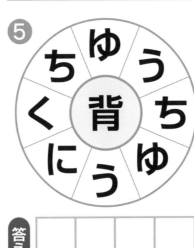

答え □□□□

⑥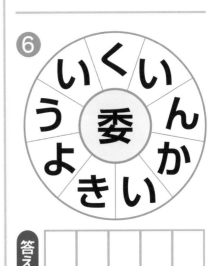

答え □□□□□

解答　①映画館、②温泉街、③海外旅行、④歩行者天国、⑤中肉中背、⑥教育委員会

空間認識力がアップ！

漢字とひらがなを組み合わせて言葉を作るさいに、思考力と発想力が養われます。また、言葉ができるように区切りを考えていく必要があるので、空間認識力のアップにも役立ちます。

目標時間

50代まで	60代	70代以上
20分	25分	30分

正答数　　　　　　かかった時間

／15問　　　　　分

❼
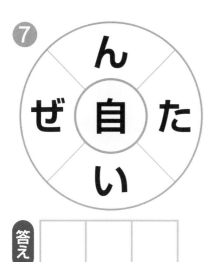
ん ぜ 自 た い

答え

❽
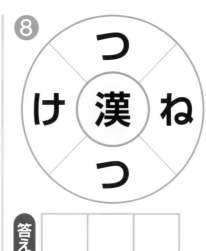
つ け 漢 ね つ

答え

❾
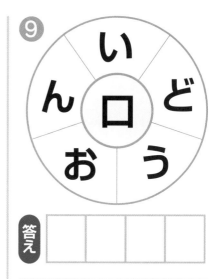
い ん 口 ど お う

答え

❿
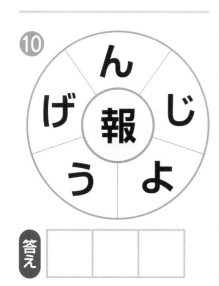
ん げ 報 じ う よ

答え

⓫
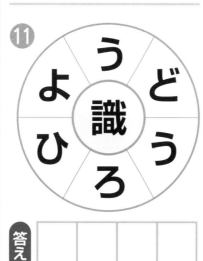
う よ 識 ど ひ ろ う

答え

⓬
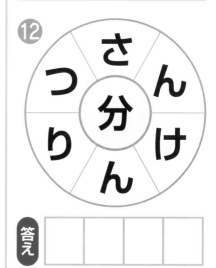
さ つ 分 ん り ん け

答え

⓭
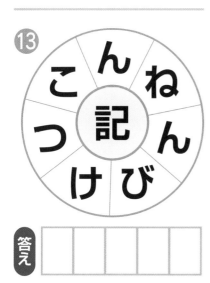
こ ん ね 記 ねん つ び け

答え

⓮
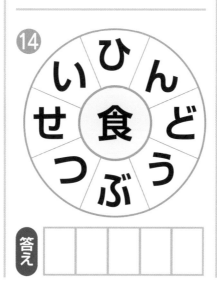
い ひ ん せ 食 ど つ ぶ う

答え

⓯
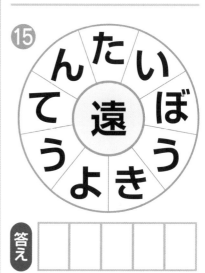
ん た い て 遠 ぼ う よ き う

答え

解答　⓬三権分立、⓭結婚記念日、⓮動物性脂肪、⓯天体望遠鏡、
❼自然体、❽熟語漢字、❾軽口回答、❿情報機関、⓫知識探検、

41

2分の1漢字パズル

実践日

月　日

難易度 ❹ ★★★★☆

四字熟語を構成する漢字をそれぞれ左右半分にして、そのどちらか1片を並べたものが提示されています。もとの四字熟語が何かを答えてください。バラバラに並んでいる問題もあります。

順に並んでいます

① ▶ □□□□

② ▶ □□□□

③ ▶ □□□□

④ ▶ □□葬□

⑤ ▶ □□□□

⑥ ▶ □□□□

⑦ ▶ □□□□

⑧ ▶ □□□□

⑨ ▶ □□赴□

バラバラに並んでいます

⑩ ▶ □□□□

⑪ ▶ □□□□

⑫ ▶ □□□□

⑬ ▶ □□□□

⑭ ▶ □慨□□

⑮ ▶ □□□□

⑯ ▶ □□□□

⑰ ▶ □□□□

⑱ ▶ □□□□

解答：①書籍雑誌、②冷汗三斗、③異口同音、④冠婚葬祭、⑤横断歩道、⑥半信半疑、⑦三位一体、⑧以心伝心、⑨単身赴任、⑩質疑応答、⑪千客万来、⑫受益者負担、⑬感慨無量、⑭無味乾燥、⑮片言隻句、⑯古今東西、⑰十人十色、⑱眉目秀麗

脳活ポイント

認知力が自然と強まる

漢字の半分を見て何の文字なのかを認識していくと、自然と認知力がついてきます。あとは記憶している四字熟語を当てはめましょう。素早くできるようになれば、かなり認知力がついたはずです。

目標時間

50代まで	60代	70代以上
25分	30分	35分

正答数　　　　　　　かかった時間

／36問　　　　分

順に並んでいます

⑲ ［ ］▶ ☐☐☐☐

⑳ ［ ］▶ ☐☐☐☐

㉑ ［ ］▶ ☐☐☐☐

㉒ ［ ］▶ ☐☐☐☐

㉓ ［ ］▶ ☐☐☐☐

㉔ ［ ］▶ ☐☐☐☐

㉕ ［一月一会］▶ ☐☐☐☐

㉖ ［ ］▶ ☐☐☐☐

㉗ ［ ］▶ ☐☐☐☐

バラバラに並んでいます

㉘ ［ ］▶ ☐☐☐督

㉙ ［ ］▶ ☐☐☐☐

㉚ ［ ］▶ ☐☐☐☐

㉛ ［ ］▶ ☐☐☐☐

㉜ ［ ］▶ ☐石☐☐

㉝ ［ ］▶ ☐☐☐☐

㉞ ［ ］▶ ☐☐☐☐

㉟ ［ ］▶ ☐☐☐☐

㊱ ［ ］▶ ☐☐☐☐

解答　⑲八方美人、⑳花鳥風月、㉑片言隻句、㉒有為転変、㉓変幻自在、㉔起死回生、㉕一期一会、㉖回転木馬、㉗臨機応変、㉘首尾一貫、㉙迅速果敢、㉚面目躍如、㉛率先垂範、㉜疑心暗鬼、㉝記念写真、㉞国立公園、㊱文武両道

43

迷路で言葉クイズ

実践日

月　日

難易度 ⑤ ★★★★★

各マスに書かれたひらがながそれぞれつながって1つの文章になるよう、■のマスを除くすべてのマスを1度だけ通ってスタートからゴールに向かいます。できあがった文章が示す漢字2字を答えてください。

① スタート

お	■	け	な
も	い	が	く
ふ	る	こ	お
こ	■	き	ご
う	な	で	と

ゴール

答え □□

② スタート

ひ	る	こ	と
と	め	■	を
を	と	ご	し
い	る	と	に
え	い	て	し

ゴール

答え □□

③ スタート

ょ	き	せ	い
う	し	が	と
で	え	い	に
や	■	か	だ
ら	せ	る	い

ゴール

答え □□

④ スタート

た	は	く	っ
け	で	っ	て
の	も	べ	た
に	し	ょ	く
す	る	つ	ぶ

ゴール

答え □□

【解答】 ① 名誉（おもいでなくけいこうごとふるこうな）、② 病院（ひることをめいいたといをとりごとにてしるし）、③ 勇気（きょうしでやらせるえいがせいとにかだい）、④ 軽率（はくでってったけのもべにしするつぶしょく）

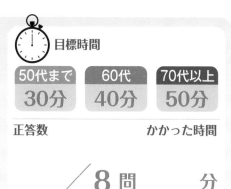

読解力が試され強まる

目標時間

50代まで	60代	70代以上
30分	40分	50分

正答数　　　　　　かかった時間

／8問　　　分

　ひらがなで何が書かれているかを認識しながら進んでいくのに、読解力が必要になります。加えて、うまく文がつながるようにするにはどうすればいいのか、限られた時間内での思考力が試されます。

❺ スタート
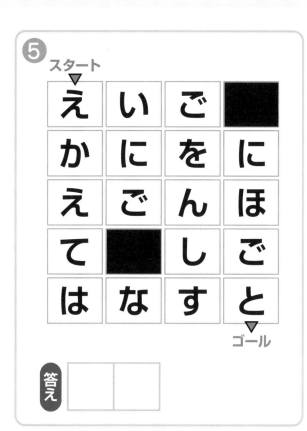
ゴール
答え

❻ スタート
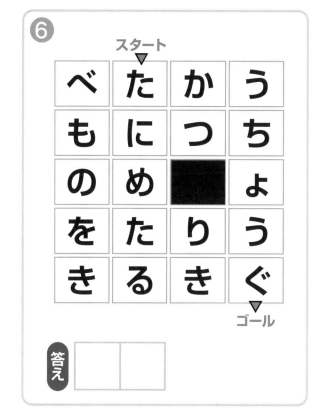
ゴール
答え

❼ スタート
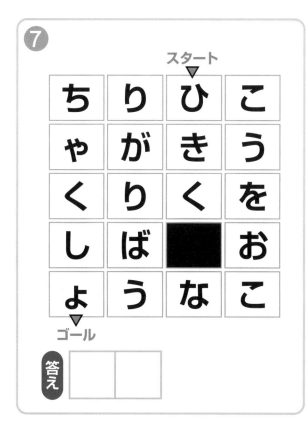
ゴール
答え

❽ スタート
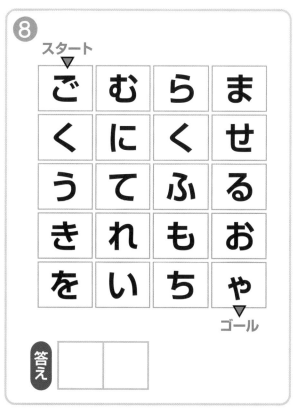
ゴール
答え

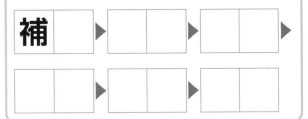
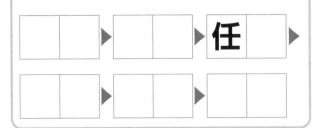
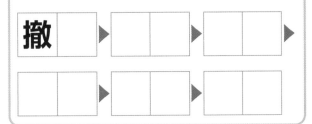
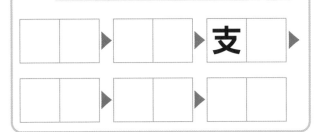
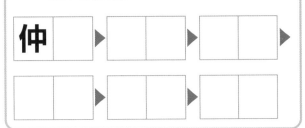
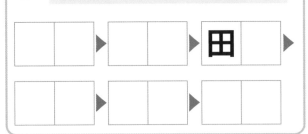
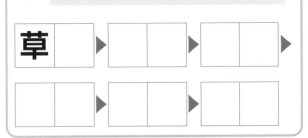
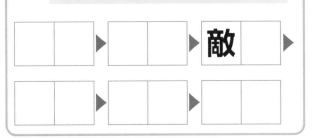

12日目 漢字熟語しりとり

実践日

月　日

難易度④★★★★☆

7つの漢字を使い、二字熟語をしりとりで作ります。できた二字熟語の右側の漢字が、次の二字熟語の左側の漢字になります。答えの最初と最後の漢字は1度しか使いません。うまくつながるように埋めてください。

① 早電須補気充急

補 ▶ □□ ▶ □□ ▶
□□ ▶ □□ ▶ □□

⑤ 意体担図任験加

□□ ▶ □□ ▶ 任 ▶
□□ ▶ □□ ▶ □□

② 雷出回汁撤門避

撤 ▶ □□ ▶ □□ ▶
□□ ▶ □□ ▶ □□

⑥ 石障宝若支干子

□□ ▶ □□ ▶ 支 ▶
□□ ▶ □□ ▶ □□

③ 帯関人連仲相携

仲 ▶ □□ ▶ □□ ▶
□□ ▶ □□ ▶ □□

⑦ 油楽地精田団蔵

□□ ▶ □□ ▶ 田 ▶
□□ ▶ □□ ▶ □□

④ 密府木閉草綿幕

草 ▶ □□ ▶ □□ ▶
□□ ▶ □□ ▶ □□

⑧ 宿生視合敵野業

□□ ▶ □□ ▶ 敵 ▶
□□ ▶ □□ ▶ □□

解答
①補充→充電→電気→気早→早急→急須，②撤回→回避→避雷→雷門→門出→出汁，③仲人→人相→相関→関連→連携→携帯，④草綿→綿密→密閉→閉幕→幕府→府木，⑤意図→図体→体験→験担→担任→任加，⑥宝石→石干→干支→支障→障子→子若，⑦油田→田地→地蔵→蔵団→団楽→楽精，⑧宿敵→敵視→視野→野生→生業→業合

46

言語中枢を一段と磨く！

目標時間

50代まで	60代	70代以上
30分	45分	60分

正答数　　　　かかった時間

／16問　　　　分

熟語をしりとりのようにつなげて並べることで、言語中枢である側頭葉を活性化させる効果が期待できます。また、想起力と洞察力、情報処理力も大いに鍛えられます。

⑨ 代 場 倒 酒 打 末 梅

梅 ▶ □ □ ▶ □ □ ▶
□ □ ▶ □ □ ▶ □ □

⑬ 門 起 松 腹 突 部 立

□ □ ▶ □ 立 ▶
□ □ ▶ □ □

⑩ 算 血 時 献 貢 計 潮

貢 ▶ □ □ ▶ □ □ ▶
□ □ ▶ □ □ ▶ □ □

⑭ 欲 屈 口 理 蛇 調 強

□ □ ▶ □ 調 ▶
□ □ ▶ □ □

⑪ 印 賀 誤 消 正 解 鑑

賀 ▶ □ □ ▶ □ □ ▶
□ □ ▶ □ □ ▶ □ □

⑮ 散 儀 辞 歩 式 行 飛

□ □ ▶ □ 歩 ▶
□ □ ▶ □ □

⑫ 多 欠 数 敷 彩 点 金

敷 ▶ □ □ ▶ □ □ ▶
□ □ ▶ □ □ ▶ □ □

⑯ 紙 旗 雪 袋 残 手 国

□ □ ▶ □ 国 ▶
□ □ ▶ □ □

47

熟語フラッシュ

①～⑥⑬～⑱は三字熟語、⑦～⑫⑲～㉔は四字熟語の読み方が、一部空欄で表示されています。空欄に入るひらがなを想像してリストにある漢字をすべて使い三字熟語・四字熟語を導き、漢字で書いてください。

①～⑫のリスト

大	天	吉	山	末	三	報	林	井	因	行	手	日	自
有	半	丁	青	風	知	火	倒	本	安	応	新	古	大
転	分	果	長	頂	事	閑	場	鳥	勝	一	温	天	故

❶ い○だ○じ
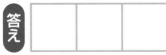
答え □□□

❷ か○こど○
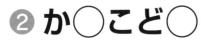
答え □□□

❸ う○ょ○○ん
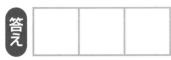
答え □□□

❹ な○○ょ○ば
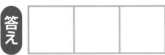
答え □□□

❺ み○だり○○
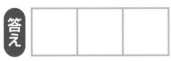
答え □□□

❻ あ○て○ょう
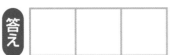
答え □□□

❼ お○こ○し○
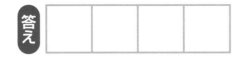
答え □□□□

❽ い○が○○ほう
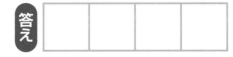
答え □□□□

❾ ふ○りん○○ん
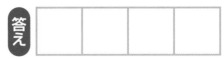
答え □□□□

❿ た○○んき○じ○
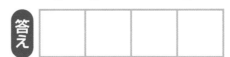
答え □□□□

⓫ じ○ん○っ○
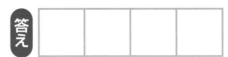
答え □□□□

⓬ ほ○ま○○ん○う
答え □□□□

解答
①一大事　②閑古鳥　③有頂天　④長丁場　⑤三行半　⑥青天井
⑦温故知新　⑧因果応報　⑨風林火山　⑩大安吉日　⑪自分勝手　⑫本末転倒

ひらめきで直感力が高まる

目標時間

50代まで	60代	70代以上
20分	25分	30分

正答数　　　　　　かかった時間

／24問　　　　分

　穴あきのひらがな言葉を見ただけで熟語を思い出すには、直感力が必要。特に最初の1文字からいろいろな言葉が浮かんでくるはずですが、そこで答えがパッとひらめく瞬間が増えれば、直感力がついた証です。

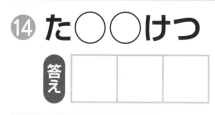

⑬～㉔のリスト

岡 象 同 一 黒 志 神 付 目 場 決 紙 数 花
四 貫 分 七 三 相 森 福 応 風 和 正 徹 重
目 羅 八 朝 念 鳥 柱 月 多 万 初 暮 雷 大

⑬ か○ひ○え
答え

⑭ た○○けつ
答え

⑮ しょ○ね○○
答え

⑯ ぶ○そ○お○
答え

⑰ し○ふく○○
答え

⑱ だ○こ○ば○ら
答え

⑲ ふ○らい○う
答え

⑳ しょ○か○て○
答え

㉑ ち○う○んぼ○
答え

㉒ お○めは○○く
答え

㉓ し○らば○○ょ○
答え

㉔ か○ょ○○うげ○
答え

解答 ⑬紙一重、⑭多数決、⑮正念場、⑯分相応、⑰七福神、⑱大黒柱、⑲付和雷同、⑳初志貫徹、㉑朝三暮四、㉒岡目八目、㉓森羅万象、㉔花鳥風月

バラバラ言葉

実践日

　　　月　　　日

難易度 ❹ ★★★★☆

　各問のカタカナは、ある言葉をバラバラにしたものです。ヒントを参考にして正しく並べ替え、もとの言葉を漢字で答えてください。□には漢字１文字が入り、ひらがながあれば表示されています。

① イカエガン

ヒント　ロードショー　チケット

② カセイシツ

ヒント　プライベート　日常

③ シウョキョカ

ヒント　授業　テスト

④ カウコドン

ヒント　人気の度合い　芸能人

⑤ クセイカイフセ

ヒント　悪者　野望

⑥ クウモハモイコ

□ は □□

ヒント　夢中　彼氏

⑦ ホシンウヤウソ

ヒント　午前０時　ラジオ

⑧ ブハツンシンイタ

ヒント　朝夕　ポスト

⑨ タイシテインクソ

ヒント　健康診断　メンテナンス

⑩ ナンエケノンカ

□□ の □

ヒント　敵どうし　動物

解答　①映画館、②私生活、③期末試験、④知名度、⑤世界征服、⑥彼氏に夢中、⑦深夜放送、⑧新聞配達、⑨身体測定、⑩犬猿の仲

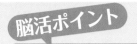

認知力が驚くほど強化される

問題を読んだときに、その語感にとらわれてしまうと答えが見つかりにくくなります。問題を構成しているカタカナ1つずつに注目すると、答えが浮かんできます。くり返せば認知力が驚くほど強化されます。

目標時間

50代まで	60代	70代以上
20分	25分	30分

正答数　　　　　　　かかった時間

／20問　　　　　分

⑪ **ウリダウイョト**

☐☐☐

ヒント　米国　バイデン

⑯ **ゲシヒンョウキ**

☐☐☐☐

ヒント　加工食品　安全

⑫ **シンスボッイウ**

☐☐☐☐

ヒント　打ち出の小槌　お椀の船

⑰ **ノロヒイウケ**

☐☐ の ☐

ヒント　祖父祖母　お疲れさま

⑬ **カサシイュウイ**

☐☐☐

ヒント　ドラマ　大団円

⑱ **コチンシオン**

☐☐☐☐

ヒント　昔と今　発想

⑭ **ザサイッチウュ**

☐☐☐

ヒント　ゴキブリ　噴射

⑲ **ツウコョジレンネ**

☐☐☐☐

ヒント　給与体系　先輩後輩

⑮ **テウシンンュ**

☐☐☐

ヒント　タクシー　手袋

⑳ **ジハスンイイノ**

☐☐☐ の ☐

ヒント　切羽つまる　戦法

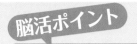 解答　⑪大統領、⑫一寸法師、⑬最終回、⑭殺虫剤、⑮運転手、⑯消費期限、⑰敬老の日、⑱温故知新、⑲年功序列、⑳背水の陣

漢字ジグザグクロス

実践日

月　日

難易度❺★★★★★

リストの熟語を使って空白のマスを埋め、A〜Hのマスの漢字で四字熟語を作ってください。各熟語の1文字めは数字のマスに、2文字め以降は1つ前の文字と上下左右に隣接するマスに入ります。

●例題 ※解答は85ページをご覧ください

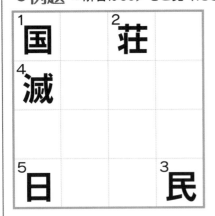

リスト
1 国立公園
2 荘園領主
3 民主主義
4 滅私奉公
5 日本国民

①「国立公園」に着目すると、「立」「公」は、このマスにしか入らないことがわかります。

②「滅私奉公」の「私奉」、「日本国民」の「本国」もすぐ決まります。

③「荘園領主」の「園」は、「国立公園」と共通なので、ここに決まります。

④「領」は「園」の右と下の2通りが考えられますが、右に入れると「民主主義」が入らなくなるので、下に決まります。

このようにして、すべてのマスを埋めていきます。

●考え方

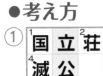

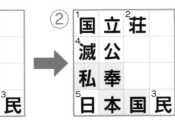

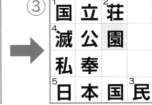

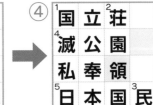

❶

答え

A	B	C	D

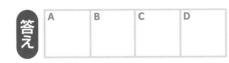

リスト

1	幹線道路	14 血液製剤
2	炭酸飲料	15 一気呵成
3	料理教室	16 単独行動
4	滑走路	17 液体肥料
5	右往左往	18 三羽烏
6	左腕投手	19 行事食
7	億万長者	20 緊張緩和
8	親子電話	21 烏賊素麺
9	徒手空拳	22 夜想曲
10	毀誉褒貶	23 給料泥棒
11	取捨選択	24 和平交渉
12	静電気	25 歌謡曲
13	空返事	26 泥団子

52

語彙力と直感力を圧倒的に強化!

数十個の三字熟語・四字熟語が用いられているので、語彙力の鍛錬に役立つとともに、直感力・判断力・思考力が圧倒的に強化されます。初めてだと難しく感じますが、解き方がわかるととても面白いパズルです。

目標時間

50代まで	60代	70代以上
30分	40分	50分

正答数	かかった時間
／2問	分

❷

答え	A	B	C	D		E	F	G	H

グリッド

1 日	2 月		3 皇	H 4 直		5 金
6 確	C	7 合	8 脱	9 模	10 通	11 鉄	12 器
13 告	14 空		15 乳		16 有	17 無	23 引
	18 軌	19 健		20 一	21 評	22 益	
24 玄	25 大		26 無	B	27 適		28 男	G
29 地		30 実	31 諸	32 出	33 帰	34 学	35 後
36 下		37 腕	E		38 気		39 育	40 縦
	41 計		42 漫	43 炎	44 専	45 能	46 休	A
D		47 単	48 外	49 一		50 家		51 無
52 月	53 大	F		54 未	55 筆	56 法	57 庭	58 秘
				59 草			

リスト

1 日進月歩	11 鉄火肌	21 評価損益	31 諸国漫遊	41 計画経済	51 無鉄砲
2 月面着陸	12 器物損壊	22 益荒男	32 出席簿	42 漫画家	52 月賦返済
3 皇室典範	13 告知板	23 引責辞任	33 帰巣本能	43 炎上商法	53 大福帳
4 直交座標	14 空気感染	24 玄人裸足	34 学童保育	44 専門書	54 未来志向
5 金管楽器	15 乳兄弟	25 大陸棚	35 後任人事	45 能書家	55 筆跡鑑定
6 確定申告	16 有害無益	26 無断欠席	36 下水道	46 休眠会社	56 法整備
7 合気道	17 無灯火	27 適者生存	37 腕時計	47 単語帳	57 庭球場
8 脱脂粉乳	18 軌道修正	28 男女共学	38 気管支炎	48 外来語	58 秘密結社
9 模範演技	19 健康診断	29 地下足袋	39 育児休業	49 一筆啓上	59 草野球
10 通信講座	20 一蓮托生	30 実況中継	40 縦横無尽	50 家庭科	

しりとり熟語迷路

実践日

月　日

難易度 ❹ ★★★★☆

スタートからゴールにかけて、三字熟語か四字熟語の読み方だけで進めます。出てくる順番通りの熟語を漢字で書きましょう。熟語の最後のひらがなが、次の熟語の最初のひらがなになります。

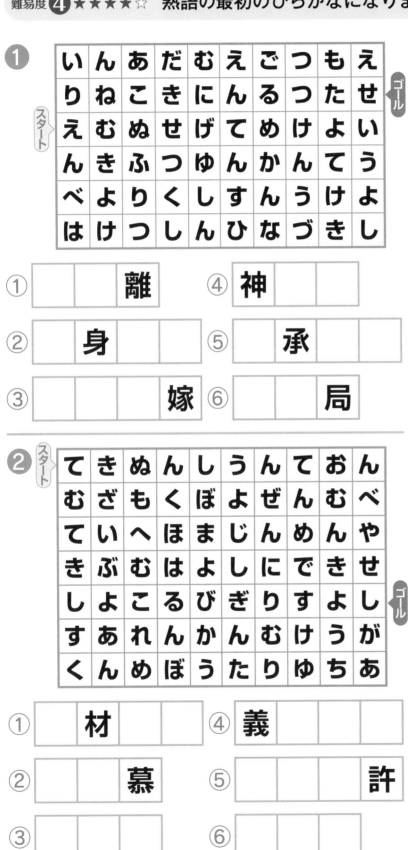

①

い	ん	あ	だ	む	え	ご	つ	も	え
り	ね	こ	き	に	る	つ	た	せ	せ
え	む	ぬ	せ	げ	て	め	け	よ	い
ん	き	ふ	つ	ゆ	ん	か	ん	て	う
べ	よ	り	く	し	す	ん	う	け	よ
は	け	つ	し	ん	ひ	な	づ	き	し

① ☐ ☐ 離　④ 神 ☐ ☐

② ☐ 身 ☐ ☐　⑤ ☐ 承 ☐ ☐

③ ☐ ☐ 嫁　⑥ ☐ ☐ 局

②

て	き	ぬ	ん	し	う	ん	て	お	ん
む	ざ	も	く	ぼ	よ	ぜ	ん	む	べ
て	い	へ	ほ	ま	じ	ん	め	ん	や
き	ぶ	む	は	よ	し	に	で	き	せ
し	よ	こ	る	び	ぎ	り	す	よ	し
す	あ	れ	ん	か	ん	む	け	う	が
く	ん	め	ぼ	う	た	り	ゆ	ち	あ

① ☐ 材 ☐ ☐　④ 義 ☐ ☐ ☐

② ☐ ☐ 慕　⑤ ☐ ☐ ☐ 許

③ ☐ ☐　⑥ ☐ ☐ ☐

③

スタート

け	つ	が	ん	さ	れ
も	え	き	け	い	し
く	あ	つ	れ	お	よ
ぬ	し	う	よ	け	く
う	つ	く	び	ん	ぬ
し	け	ば	い	し	ん
ん	は	ん	ち	よ	あ
ぬ	し	ご	や	う	き
あ	う	ろ	く	ゆ	へ
か	ば	な	け	は	つ
れ	ぬ	し	ほ	う	ぽ
つ	け	う	せ	め	う

ゴール

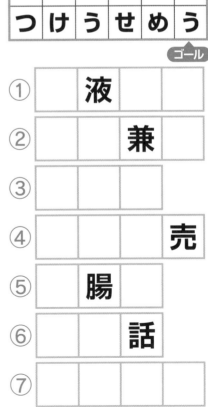

① 液 ☐ ☐ ☐

② ☐ ☐ 兼 ☐

③ ☐ ☐

④ ☐ ☐ ☐ 売

⑤ ☐ 腸 ☐

⑥ ☐ 話 ☐

⑦ ☐ ☐ ☐

想起力が何度も鍛えられる

目標時間

50代まで	60代	70代以上
30分	40分	50分

3×3マス、4×4マスなど、ひらがなの書かれているマスを少し大きなブロックごとに見ていると、熟語が頭に浮かんでくるでしょう。ゴールに近づくほど何度も想起力が鍛えられます。

正答数 　　　　　　　　かかった時間

／38問　　　　　分

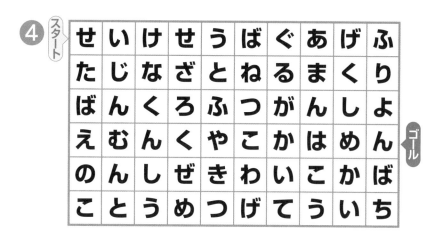

④ スタート

せ	い	け	せ	う	ば	ぐ	あ	げ	ふ
た	じ	な	ざ	と	ね	る	ま	く	り
ば	ん	く	ろ	ふ	つ	が	ん	し	よ
え	む	ん	く	や	こ	か	は	め	ん
の	ん	し	ぜ	き	わ	い	こ	か	ば
こ	と	う	め	つ	げ	て	う	い	ち

ゴール

① □ 人 □
② □ □ 滅 □
③ □ □ 糖
④ □ 母 □
⑤ 漫 □ □
⑥ □ □ 番

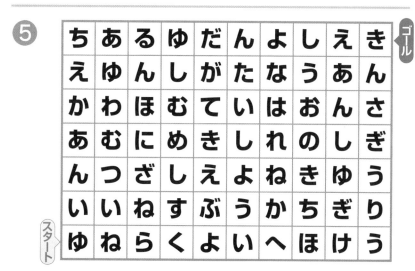

⑤

ち	あ	る	ゆ	だ	ん	よ	し	え	き
え	ゆ	ん	し	が	た	な	う	あ	ん
か	わ	ほ	む	て	い	は	お	ん	さ
あ	む	に	め	き	し	れ	の	し	ぎ
ん	つ	ざ	し	え	よ	ね	き	ゆ	う
い	い	ね	す	ぶ	う	か	ち	ぎ	り
ゆ	ね	ら	く	よ	い	へ	ほ	け	う

ゴール　　スタート

① 唯 □ □ □
② □ □ □ □
③ □ 断 □ □
④ 希 □ □ □
⑤ □ □ 儀 □
⑥ □ □ □ 鬼

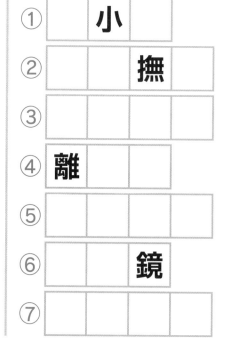

⑥ スタート

ほ	う	る	て	ま	や
く	び	ま	や	ご	あ
で	な	と	ぜ	ん	も
し	ん	び	よ	り	か
こ	は	る	な	に	ゆ
れ	け	ち	う	は	う
ぶ	う	ゆ	く	よ	し
ん	か	む	す	ち	う
は	い	ろ	な	せ	よ
れ	あ	め	ん	こ	う
く	え	が	ね	よ	じ
ぼ	ん	れ	つ	れ	ま

ゴール

① □ 小 □
② □ 撫 □
③ □ □ □
④ 離 □ □
⑤ □ □ □
⑥ □ 鏡 □
⑦ □ □ □

漢字ぬり絵パズル

実践日

月　日

難易度 ❸ ★★★☆☆

碁盤目状の枠の中に、形の似た漢字（一部は読み方の似た漢字）が並んでいるので、問題に指定された漢字のみを塗っていきます。すべて塗ると、ある文字が浮かびあがるので、その文字を答えてください。

❶ 「九」を塗ってください。

答え

丸	丸	仇	仇	九	仇	仇	丸	丸	九	丸	丸	仇	丸	仇	九	仇	仇	九	九
仇	仇	丸	仇	九	仇	丸	丸	丸	九	丸	丸	仇	仇	丸	丸	九	仇	丸	仇
仇	丸	丸	九	仇	仇	丸	九	丸	九	仇	仇	丸	九	丸	仇	丸	仇	丸	九
丸	丸	九	丸	丸	仇	仇	丸	九	仇	九	丸	九	丸	仇	丸	仇	仇	丸	九
九	九	仇	丸	仇	丸	仇	丸	九	仇	丸	九	丸	仇	仇	仇	九	丸	九	丸
丸	丸	仇	丸	仇	仇	仇	丸	丸	九	仇	丸	仇	仇	丸	仇	仇	九	仇	仇
丸	丸	仇	丸	仇	九	丸	丸	仇	仇	九	丸	仇	仇	九	九	九	仇	丸	仇

❷ 「白」を塗ってください。

答え

百	百	自	日	自	日	百	百	白	白	百	白	白	白	自	自	日	日	百	百
白	白	自	自	自	自	白	白	白	自	日	自	百	百	自	白	白	白	白	白
自	日	日	自	自	白	百	自	白	白	白	自	白	白	百	自	白	白	日	自
百	日	白	自	百	百	日	白	白	自	白	白	自	自	白	自	百	自	百	日
百	自	白	白	百	自	白	百	白	白	自	白	百	百	自	百	百	白	白	日
自	白	自	白	白	自	百	白	百	自	白	自	百	自	百	日	自	日	日	自
白	白	百	日	百	白	白	自	自	白	自	白	百	自	自	白	白	白	白	白

❸ 「木」を塗ってください。

答え

未	未	未	本	本	末	末	末	本	本	末	木	木	木	末	末	本	本	未	末
本	木	末	木	木	未	木	木	末	未	末	本	本	末	本	未	末	末	未	木
末	木	未	本	末	末	木	未	末	本	末	木	未	本	末	末	末	末	木	末
木	末	本	木	末	末	本	末	末	末	木	末	未	本	木	未	末	木	末	木
木	本	末	本	木	末	本	末	本	木	本	末	木	末	本	末	本	末	末	末
末	本	末	本	木	木	未	本	本	末	末	本	末	末	末	木	木	末	本	本
未	未	本	本	木	末	末	木	末	末	本	末	木	本	末	木	木	未	本	末

集中力・注意力アップ！

形の似た漢字が並ぶなか、指定された漢字のみを見つけるため、集中力や注意力、識別力が大幅アップします。また、空間認識力の鍛錬にも大いに役立つと考えられます。

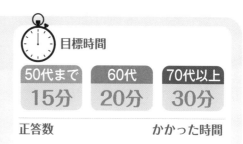

目標時間

50代まで	60代	70代以上
15分	20分	30分

正答数　　　　　　　かかった時間

／6問　　　　分

❹ 「古」を塗ってください。　答え

苦	苦	占	石	占	苦	古	古	古	苦	石	占	占	石	古	苦	石	石	占	苦	石
古	古	古	古	古	苦	苦	石	占	石	古	石	占	苦	古	古	苦	占	苦	古
苦	占	占	石	古	古	古	古	古	古	石	石	古	苦	古	古	占	苦	古
占	古	石	古	古	占	苦	石	古	占	苦	古	苦	占	古	占	苦	石	石	古
石	石	古	苦	苦	石	石	占	石	古	占	苦	石	古	苦	占	占	石	古	苦
苦	苦	石	古	苦	占	占	石	古	苦	石	苦	古	占	占	古	占	古	苦	占
占	占	苦	古	石	石	古	古	苦	石	古	古	苦	占	苦	古	古	苦	占	占

❺ 「牛」を塗ってください。　答え

午	朱	朱	生	生	生	午	午	午	生	朱	牛	朱	朱	生	午	午	生	牛	朱
生	牛	朱	牛	午	牛	朱	午	朱	牛	牛	牛	午	牛	朱	牛	牛	牛	午	午
午	牛	朱	牛	午	牛	牛	朱	生	牛	生	牛	朱	牛	生	生	午	牛	午	生
朱	牛	朱	牛	午	朱	朱	午	午	牛	生	牛	生	牛	牛	午	牛	牛	牛	牛
生	牛	朱	牛	牛	生	午	朱	牛	生	生	牛	朱	牛	午	生	牛	牛	朱	午
牛	生	午	朱	牛	朱	朱	牛	生	午	牛	午	生	牛	朱	生	午	牛	朱	生
牛	午	朱	午	牛	牛	牛	朱	生	朱	牛	午	牛	牛	朱	生	牛	午	朱	午

❻ 「聞」を塗ってください。　答え

聞	開	聞	聞	開	間	開	聞	聞	開	開	聞	開	閉	閉	間	閉	開	閉	間
聞	開	閉	間	開	聞	閉	閉	間	聞	間	聞	間	聞	閉	聞	間	聞	聞	間
聞	間	聞	開	開	間	聞	開	聞	間	開	閉	聞	開	間	聞	間	聞	閉	間
聞	開	閉	間	聞	閉	閉	開	間	聞	間	開	間	開	間	閉	閉	開	聞	閉
聞	間	聞	聞	間	聞	間	閉	聞	間	聞	開	聞	間	開	閉	間	聞	間	開
聞	開	間	開	閉	間	間	間	聞	開	閉	間	聞	開	間	閉	聞	開	開	間
聞	聞	聞	聞	閉	聞	聞	開	閉	閉	閉	聞	開	間	開	聞	間	間	開	間

三字熟語穴うめ推理

実践日

◯月　◯日

難易度❹★★★★☆

真ん中の1字が抜けた三字熟語が2つ提示されています。左右の漢字から推理して中央のマスをうめ、残り1マスにはリストから漢字を選び、縦に読める三字熟語を作りましょう。リストの漢字はすべて使います。

①
□		
実	□	書
伊	□	男

②
一	□	中
観	□	地
	□	

③
最	□	峰
	□	
乗	□	券

④
	□	
問	□	票
不	□	用

⑤
救	□	隊
	□	
二	□	流

⑥
意	□	悪
落	□	傘
	□	

⑦
	□	
太	□	洋
路	□	図

⑧
	□	
処	□	箋
医	□	品

⑨
魚	□	場
立	□	者
	□	

⑩
摩	□	楼
女	□	蜂
	□	

⑪
無	□	砲
消	□	器
	□	

⑫
好	□	年
	□	
物	□	似

⑬
犬	□	屋
	□	
波	□	場

⑭
新	□	幕
	□	
風	□	急

⑮
演	□	家
	□	
裏	□	情

⑯
小	□	菜
	□	
空	□	雨

①〜⑯のリスト

休　写　漢　室　来　聴　御　道
山　太　所　竹　浴　飛　水　巻

58

記憶力がフル回転して認知力も向上

三字熟語のまん中の文字を考えるのに、記憶力がフル回転します。正解がわかったときには、その熟語について意味や形状を頭に描くので、認知力も同時に鍛えられます。

目標時間		
50代まで	60代	70代以上
25分	30分	35分

正答数　　　　　かかった時間

／32問　　　分

⑰
□
唐□木
文□財

⑱
□
貴□品
家□簿

⑲
□
胸□寸
核□族

⑳
滑□路
親□鹿
□

㉑
□
有□天
真□目

㉒
船□工
血□書
□

㉓
審□眼
魔□師
□

㉔
袋□路
□
人□芝

㉕
未□収
手□料
□

㉖
断□材
脳□管
□

㉗
大□星
雑□寝
□

㉘
一□事
地□太
□

㉙
社□界
無□別
□

㉚
学□証
□
消□税

㉛
湯□腐
製□所
□

㉜
□
天□川
専□家

⑰〜㉜のリスト
券　活　漢　仏　登　細　御　点
館　領　体　鉢　砲　灯　七　円

解答　⑰上□化、⑱□□□□、⑲□□三寸、⑳□□親□、㉑□□円、㉒□□□□、㉓□□御園、㉔□□□□、㉕□□□、㉖□□□、㉗□□星、㉘□□□、㉙□□□、㉚□□□、㉛□□□、㉜□□門

59

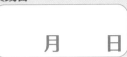
漢字画数計算パズル

実践日

　月　　日

難易度❹★★★★☆

各問、それぞれの漢字の画数を数え、頭の中で数字に置き換えて計算式に当てはめ計算してください。漢数字も画数に置き換えて計算をします。画数はできるだけメモしないで暗算で計算を行いましょう。

❶ 月＋冷－千＋田－卸＝ □

❷ 抱＋夷－且－姑＋場＝ □

❸ 冬－政＋寒－犬＋子＝ □

❹ 彦－良＋入＋技－亘＝ □

❺ 是＋安＋公－労－武＝ □

❻ 常－析－咲＋半＋次＋呈＝ □

❼ 枕＋那－代＋音＋応－勾＝ □

❽ 想＋拾－丑－多＋宛－二＝ □

❾ 朱－典＋助－吉＋己＋栄＝ □

❿ 住＋四－奈＋柊－丼＋駅＝ □

解答　❶ 4＋7－3＋5－9＝4、❷ 8＋6－5－8＋12＝13、❸ 5－9＋12－4＋3＝7、❹ 9－7＋2＋7－6＝5、❺ 9＋6＋4－7－8＝4、❻ 11－8－9＋5＋6＋7＝12、❼ 8＋7－5＋9＋7－4＝22、❽ 13＋9－4－6＋8－2＝18、❾ 6－8＋7－6＋3＋9＝11、❿ 7＋5－8＋9－5＋14＝22

記銘力・想起力が大幅アップ！

漢字の画数を覚えつつ、暗算で計算を行うというデュアルタスク（二重課題）で、脳の司令塔「前頭前野」や海馬の強化が期待できます。記銘力・想起力の向上に役立つでしょう。

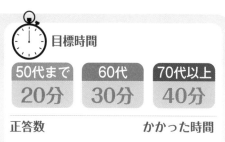

目標時間

50代まで	60代	70代以上
20分	30分	40分

正答数　　　　　　　　かかった時間

／20問　　　　分

⑪ 洞＋民＋十－温－坑＝ ☐

⑫ 亥－文＋恨－車＋宜＝ ☐

⑬ 予＋松＋洪＋周－泉＝ ☐

⑭ 万＋足－種＋染－吏＝ ☐

⑮ 旬－砂＋角＋谷－元＝ ☐

⑯ 叩＋湖－市－片＋采＋弓＝ ☐

⑰ 阿－芋＋廻－佑＋習＋若＝ ☐

⑱ 肉＋走＋占＋聖－仔－杵＝ ☐

⑲ 紙＋卜＋斧－灼－季＋仰＝ ☐

⑳ 青＋久－哀＋六－銀＋布＝ ☐

解答 ⑪9＋5＋2－12－7＝－3、⑫6－4＋9－7＋8＝12、⑬4＋8＋9－9＝20、⑭3＋7－14＋9－6＝－1、⑮6－9＋7＋7－4＝7、⑯5＋12－5－4＋8＋3＝19、⑰8－6＋9－7＋11＋8＝23、⑱6＋7＋5＋13－5－8＝18、⑲10＋2＋8－7－8＋6＝11、⑳8＋3－9＋4－14＋5＝－3

漢字推理ドリル

実践日

月　日

難易度 **5** ★★★★★

各問、A〜Hの各マスに漢字1字を入れ、それぞれ三字熟語か四字熟語にしてください。❶〜❹各問の番号が同じマスには、同じ漢字が入ります。熟語が1つできるごとに正解とします。

❶

A ① ＋ 転 ＋ ② ＋ ③
ヒント ようすが突然変わって解決

B ② ＋ 射 ＋ ④ ＋ ⑤
ヒント 雲1つないときの陽射し

C ① ＋ ⑥ ＋ 列 ＋ ⑦
ヒント 主要駅にだけ停まる

D ⑧ ＋ ⑦ ＋ 輪
ヒント 鉄棒競技の技

E ⑧ ＋ ⑨ ＋ 撫 ＋ ⑩
ヒント 日本人女性

F 三 ＋ ④ ＋ ⑪ ＋ ③
ヒント

G ⑧ ＋ ⑫ ＋ 吉 ＋ ④

H ⑥ ＋ ⑬ ＋ ④ ＋ ⑨

❷

A ① ＋ 月 ＋ ② ＋ ③
ヒント 端午の節句

B ④ ＋ ⑤ ＋ 角 ＋ ③
ヒント 3本の辺の長さが同じ

C ⑤ ＋ ⑥ ＋ 分 ＋ ⑦
ヒント 国会・裁判所・内閣

D ④ ＋ ⑧ ＋ ⑨ ＋ 明
ヒント 素性が知れない

E ⑩ ＋ ② ＋ 税
ヒント 会社の税金

F ⑨ ＋ ⑪ ＋ 脈

G ⑪ ＋ ③ ＋ ⑫ ＋ 科

H ⑬ ＋ ⑫ ＋ ⑩ ＋ ⑥

解答　❶A 急転直下、B 快晴日光、C 直行列車、D 蹴上車輪、E 和撫子、F 三日月形、G 大吉日和、H 代議日射
❷A 五月人形、B 正三角形、C 三権分立、D 出所不明、F 動脈硬化、G 産婦人科、H 婦人科医

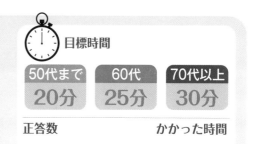

直感力と推理力を鍛える

空欄に入る漢字をパズルのように推理するため、直感力や推理力、想起力が鍛えられます。また、言語をつかさどる側頭葉が活性化し、国語力や語彙力の鍛錬にも大いに役立つと考えられます。

目標時間

50代まで	60代	70代以上
20分	25分	30分

正答数　　　　　　　かかった時間

／32問　　　　分

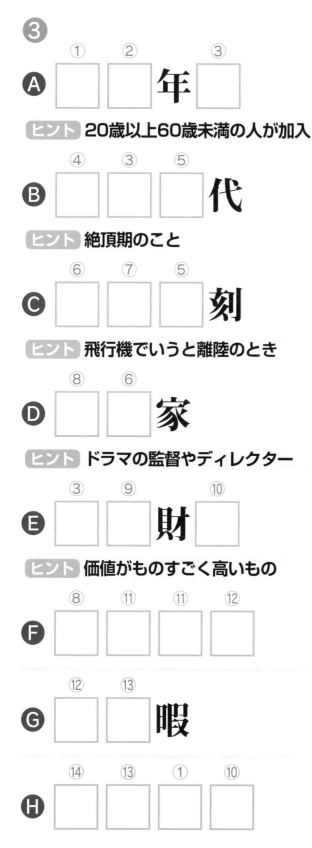

❸

Ⓐ ① ② 年 ③
ヒント 20歳以上60歳未満の人が加入

Ⓑ ④ ③ ⑤ 代
ヒント 絶頂期のこと

Ⓒ ⑥ ⑦ ⑤ 刻
ヒント 飛行機でいうと離陸のとき

Ⓓ ⑧ ⑥ 家
ヒント ドラマの監督やディレクター

Ⓔ ③ ⑨ 財 ⑩
ヒント 価値がものすごく高いもの

Ⓕ ⑧ ⑪ ⑪ ⑫

Ⓖ ⑫ ⑬ 暇

Ⓗ ⑭ ⑬ ① ⑩

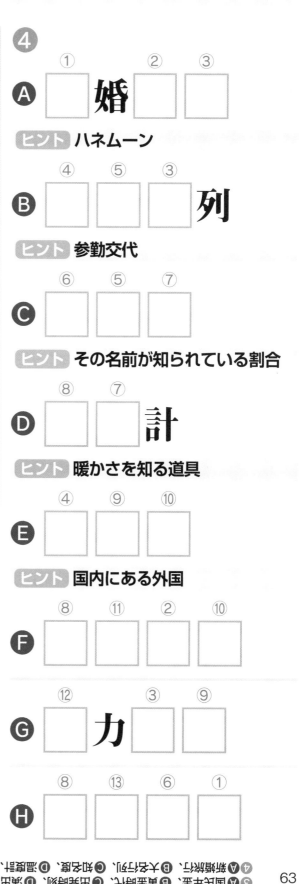

❹

Ⓐ ① 婚 ② ③
ヒント ハネムーン

Ⓑ ④ ⑤ ③ 列
ヒント 参勤交代

Ⓒ ⑥ ⑤ ⑦
ヒント その名前が知られている割合

Ⓓ ⑧ ⑦ 計
ヒント 暖かさを知る道具

Ⓔ ④ ⑨ ⑩
ヒント 国内にある外国

Ⓕ ⑧ ⑪ ② ⑩

Ⓖ ⑫ 力 ③ ⑨

Ⓗ ⑧ ⑬ ⑥ ①

実践日

月　日

難易度 ④ ★★★★☆

2〜4文字の熟語が成立するよう、問題に提示された漢字をすべて、右のマスに当てはめてください。矢印でつながる上下のマスには同じ漢字が入ります。各問、すでに漢字が入っているマスもあります。

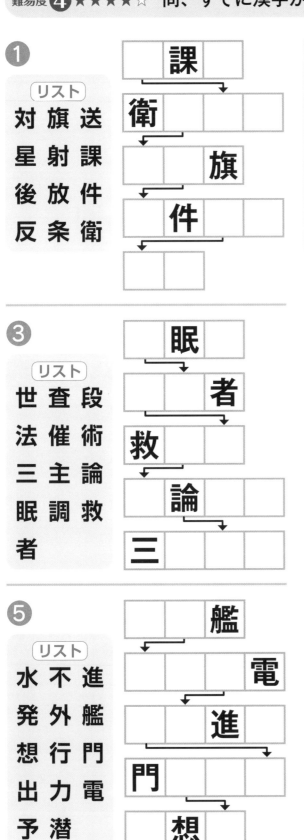

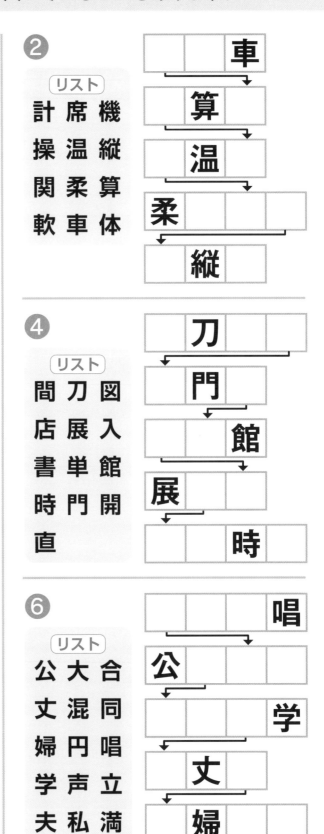

❶
リスト
対 旗 送
星 射 課
後 放 件
反 条 衛

課
衛
旗
件

❷
リスト
計 席 機
操 温 縦
関 柔 算
軟 車 体

車
算
温
柔
縦

❸
リスト
世 査 段
法 催 術
三 主 論
眠 調 救
者

眠
者
救
論
三

❹
リスト
間 刀 図
店 展 入
書 単 館
時 門 開
直

刀
門
館
展
時

❺
リスト
水 不 進
発 外 艦
想 行 門
出 力 電
予 潜

艦
電
進
門
想

❻
リスト
公 大 合
丈 混 同
婦 円 唱
学 声 立
夫 私 満

唱
公
学
丈
婦

解答
❺ 潜水艦→水力発電→発想転換→出世街道→予行演習、❻ 混声合唱→合同発表会→大混雑→私立学校→公衆道徳→学級委員→大丈夫→夫婦円満
❸ 催眠術→安眠妨害→法医学者→救急車→三段論法→論理的→主催者、❹ 東洋刀→日本刀→図書館→図鑑→博物館→開店時間
❶ 放課後→衛星放送→条件反射→反対意見→対旗門、❷ 機関車→計算機→計算尺→体温計→温泉→柔軟体操→縦横無尽

脳の司令塔を刺激！

ヒントの漢字をもとに2～4文字の熟語を作り出すため、想起力と言語力が鍛えられるとともに脳の司令塔「前頭前野」が刺激され、認知力や思考力が磨かれます。

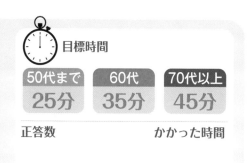

目標時間

50代まで	60代	70代以上
25分	35分	45分

正答数　　　　　　かかった時間

／12問　　　　分

❼
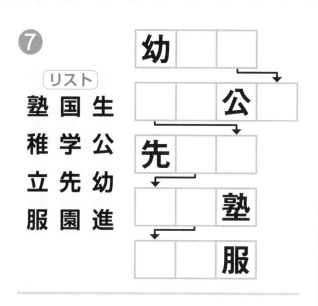

リスト

塾 国 生
稚 学 公
立 先 幼
服 園 進

幼 □
□ 公
先 □
□ 塾
□ 服

❽
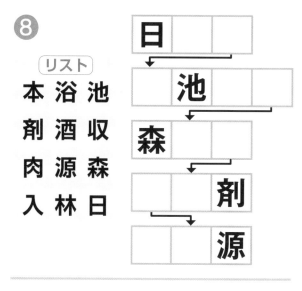

リスト

本 浴 池
剤 酒 収
肉 源 森
入 林 日

日 □
□ 池
森 □
□ 剤
□ 源

❾
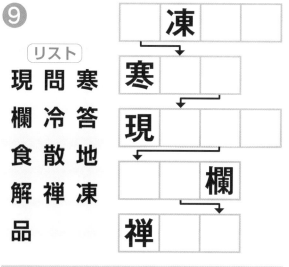

リスト

現 問 寒
欄 冷 答
食 散 地
解 禅 凍
品

□ 凍
寒 □
現 □
□ 欄
禅 □

❿
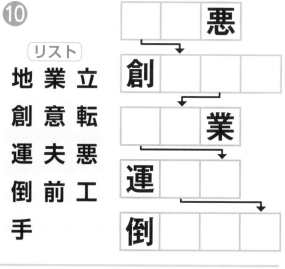

リスト

地 業 立
創 意 転
運 夫 悪
倒 前 工
手

□ 悪
創 □
□ 業
運 □
倒 □

⓫
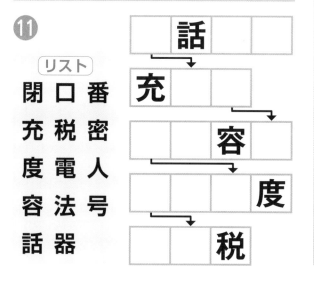

リスト

閉 口 番
充 税 密
度 電 人
容 法 号
話 器

□ 話
充 □
□ 容
□ 度
□ 税

⓬
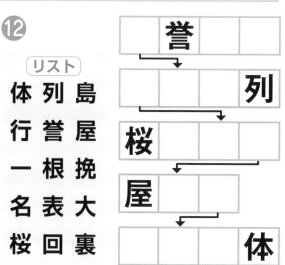

リスト

体 列 島
行 誉 屋
一 根 挽
名 表 大
桜 回 裏

□ 誉
□ 列
桜 □
屋 □
□ 体

漢字はじき

実践日

　　　月　　　日

難易度 4 ★★★★☆

各問の漢字を、マスの中にある18個それぞれの漢字の前か後ろにつけて、一般的な二字熟語を作ってください。熟語がうまく作れない漢字が❶〜❹❼〜❿では1つ、❺❻⓫⓬では2つあります。

❶ 人　 答え

達	望	気	格	目	物
前	生	元	体	相	情
徳	柄	数	名	夫	手

❷ 時　 答え

期	潮	流	給	臨	計
字	間	速	毎	効	差
分	日	価	短	雨	世

❸ 天　 答え

才	寒	内	狗	性	井
満	地	命	然	国	下
炎	職	罰	敵	青	神

❹ 今　 答え

日	昨	時	頃	朝	夜
年	古	只	春	期	更
回	度	週	月	場	宵

❺ 感　 答え

好	染	化	心	活	実
直	鈍	反	想	触	語
性	親	質	知	銘	動

❻ 地　 答え

下	土	素	位	友	盤
基	殻	熱	図	布	厚
生	止	意	肌	大	聖

解答 ❶夫、❷字、❸内、❹只、❺染・語、❻友・止

脳活ポイント

集中力・注意力が一挙に磨かれる

多くの二字熟語を思い出さねばならないため、集中力が必要です。さらに、その熟語が本当に使われているものであるかどうかを、注意しながら答えを導きます。集中力と注意力が一挙に磨かれます。

目標時間

50代まで	60代	70代以上
20分	25分	30分

正答数　　　　　　　　かかった時間

／12問　　　　　　　分

---

❼ 定　　　答え □

石	型	予	勘	断	決
食	設	規	協	否	数
特	確	丸	指	法	判

❽ 国　　　答え □

外	柄	別	語	勢	立
建	区	産	王	土	宝
旗	策	異	中	開	家

❾ 変　　　答え □

大	態	形	異	動	急
一	則	換	更	改	事
天	声	身	頂	装	不

❿ 見　　　答え □

所	意	栄	外	本	元
知	月	私	方	解	偏
境	露	形	味	花	学

⓫ 紙　　　答え □□

型	片	手	壁	別	鼻
色	令	上	表	和	厚
油	光	用	古	台	懐

⓬ 親　　　答え □□

心	類	元	族	肉	坂
近	子	戚	方	父	放
玉	分	善	友	書	懇

解答 ❼丸・判、❽区、❾区、❿方、⓫令・手、⓬戚・友

67

二字熟語クロス

実践日

月　日

難易度 **4** ★★★★☆

下のリストから、上下左右にある漢字と組み合わせて二字熟語を4つ作れる漢字を選び、中央のマスに記入します。ページごとに16問すべて解いたら、リストに残った4字の漢字から四字熟語を作ってください。

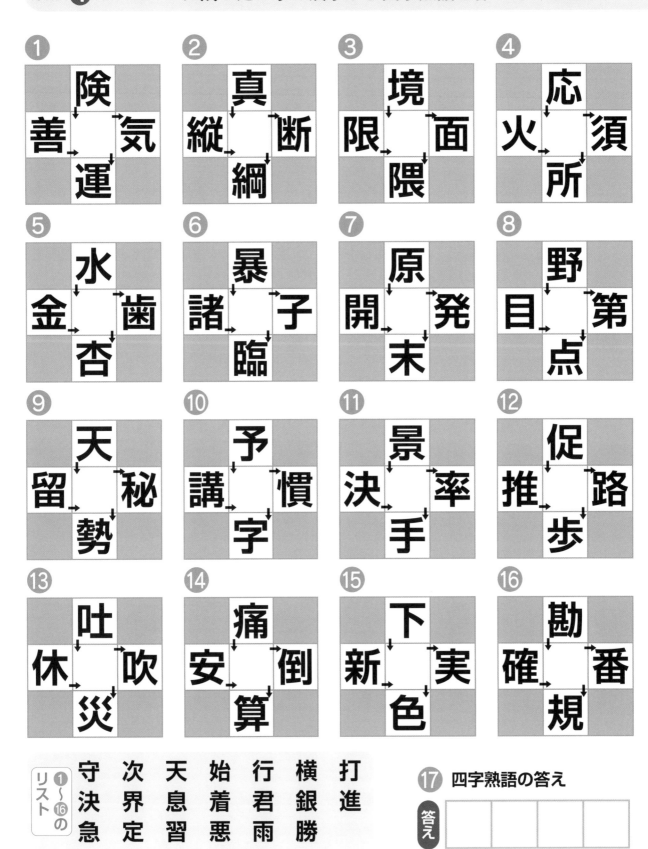

① 険／善・気／運

② 真／縦・断／綱

③ 境／限・面／隈

④ 応／火・須／所

⑤ 水／金・歯／杏

⑥ 暴／諸・子／臨

⑦ 原／開・発／末

⑧ 野／目・第／点

⑨ 天／留・秘／勢

⑩ 予／講・慣／字

⑪ 景／決・率／手

⑫ 促／推・路／歩

⑬ 吐／休・吹／災

⑭ 痛／安・倒／算

⑮ 下／新・実／色

⑯ 勘／確・番／規

リスト ①〜⑯の

守　次　天　始　行　横　打
決　界　息　着　君　銀　進
急　定　習　悪　雨　勝

⑰ 四字熟語の答え

答え ☐☐☐☐

解答　1.着、2.横、3.界、4.急、5.銀、6.君、7.発、8.点、9.守、10.習、11.勝、12.進、13.息、14.打、15.着、16.定。〈四字熟語の答え〉雨天決行

思考力と想起力を磨く！

4つの二字熟語に共通する漢字を探すのに必要な思考力や想像力・洞察力や、漢字を思い出す想起力が養われると考えられます。また、漢字力や語彙力を向上させる効果も期待できるでしょう。

目標時間

50代まで	60代	70代以上
25分	35分	45分

正答数　　　　　　かかった時間

／34問　　　　分

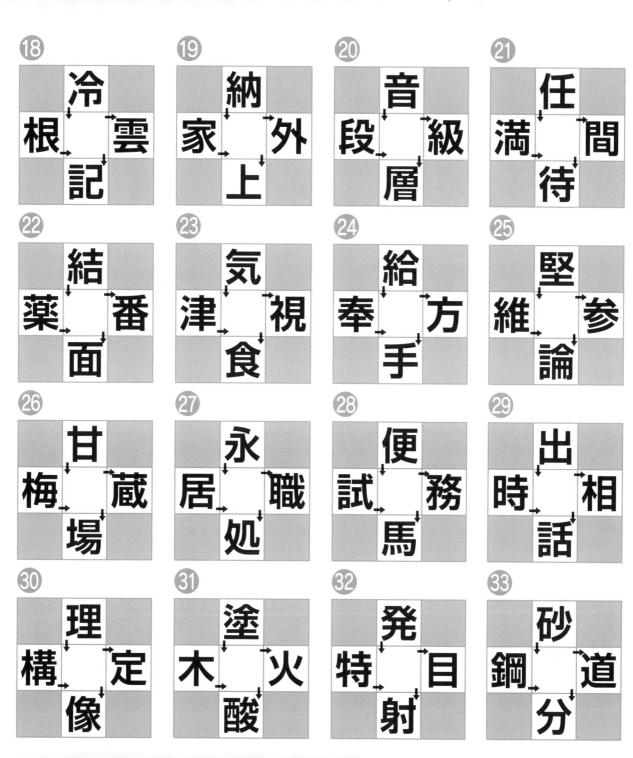

⑱
冷
根　雲
記

⑲
納
家　外
上

⑳
音
段　級
層

㉑
任
満　間
待

㉒
結
薬　番
面

㉓
気
津　視
食

㉔
給
奉　方
手

㉕
堅
維　参
論

㉖
甘
梅　蔵
場

㉗
永
居　職
処

㉘
便
試　務
馬

㉙
出
時　相
話

㉚
理
構　定
像

㉛
塗
木　火
酸

㉜
発
特　目
射

㉝
砂
鋼　道
分

リスト ⑱〜㉝の

想　軽　開　乗　局　注　一
暗　炭　持　鉄　屋　住　期
酒　番　仕　階　世　口

㉞ 四字熟語の答え

答え

熟語ルーレット

実践日

　　　月　　　日

難易度④★★★★☆

中央の漢字とその周囲のひらがなを組み合わせて言葉を作り、漢字で答えてください。漢字が使われる場所は各問で違いますが、ひらがなは時計回りに読みます。解答が小文字でも大文字で表記されています。

①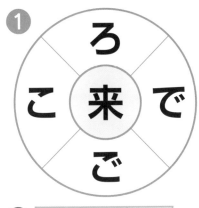

答え

②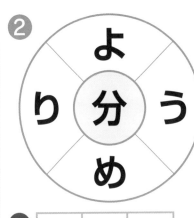

答え

③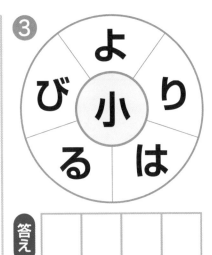

答え

④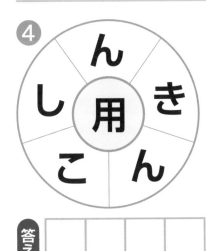

答え

⑤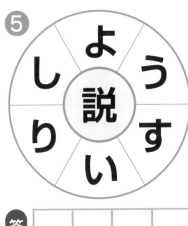

答え

⑥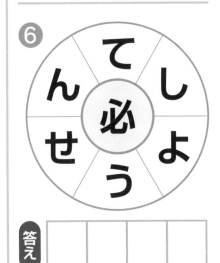

答え

⑦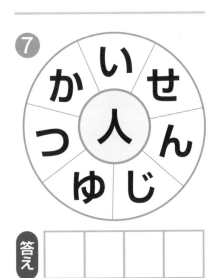

答え

⑧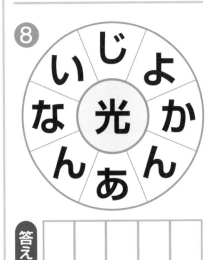

答え

⑨

答え

解答　⑥先手必勝、⑦人海戦術、⑧観光案内所、⑨経済産業省
①出来心、②目分量、③小春日和、④信用金庫、⑤種類／／点、

空間認識力がアップ！

漢字とひらがなを組み合わせて言葉を作るさいに、思考力と発想力が養われます。また、言葉ができるように区切りを考えていく必要があるので、空間認識力のアップにも役立ちます。

目標時間

50代まで	60代	70代以上
25分	30分	35分

正答数　　　　　　　　かかった時間

／18問　　　　　分

⑩
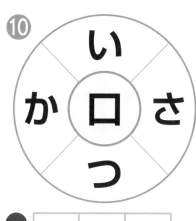
い／か／口／さ／つ

答え □□□

⑪
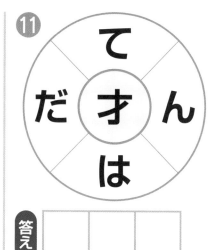
て／だ／才／ん／は

答え □□□

⑫
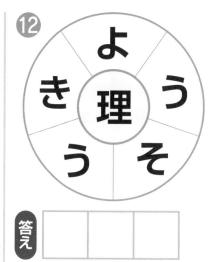
よ／き／理／う／う／そ

答え □□□

⑬
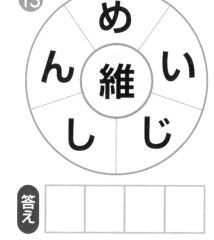
め／ん／維／い／し／じ

答え □□□□

⑭
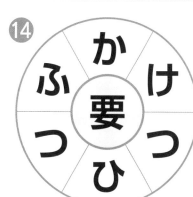
か／ふ／要／け／つ／ひ／つ

答え □□□□

⑮
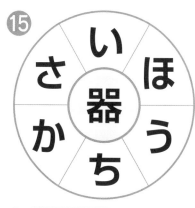
い／さ／器／ほ／か／ち／う

答え □□□□□

⑯
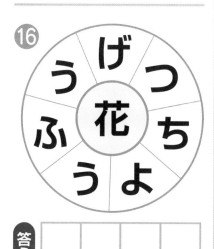
う／げ／つ／花／ふ／ち／う／よ

答え □□□□

⑰
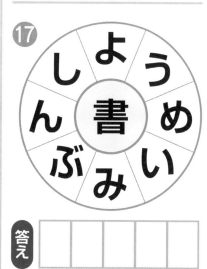
し／よ／う／書／ん／め／ぶ／み／い

答え □□□□

⑱
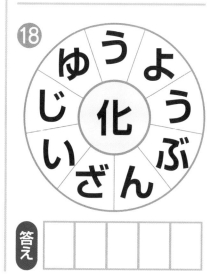
ゆ／う／よ／化／じ／う／い／ざん／ぶ

答え □□□□□

2分の1漢字パズル

実践日

月　日

難易度 ❹ ★★★★☆

四字熟語を構成する漢字をそれぞれ左右半分にして、そのどちらか1片を並べたものが提示されています。もとの四字熟語が何かを答えてください。バラバラに並んでいる問題もあります。

順に並んでいます

① 　▶ □□□□

② 　▶ □□□□

③ 　▶ □□□□

④ 　▶ □□□□

⑤ 　▶ □□□□

⑥ 　▶ □□□□

⑦ 　▶ □□ 狗 □

⑧ 　▶ □□□□

⑨ 　▶ □□ 模 □

バラバラに並んでいます

⑩ 　▶ □□□ 晴

⑪ 　▶ □□□

⑫ 　▶ □□□□

⑬ 　▶ □□□□

⑭ 　▶ □□□□

⑮ 　▶ □□□□

⑯ 　▶ □□□□

⑰ 　▶ □□□□

⑱ 　▶ □□□□

解答 ①合従連衡、②日進月歩、③温故知新、④五里霧中、⑤電光石火、⑥完全回答、⑦羊頭狗肉、⑧勢力伯仲、⑨木型模様、⑩快晴雨間、⑪七転八倒、⑫与体満足、⑬大願成就、⑭海千山千、⑮世界遺産、⑯油断大敵、⑰無病息災、⑱人工衛星

認知力が自然と強まる

漢字の半分を見て何の文字なのかを認識していくと、自然と認知力がついてきます。あとは記憶している四字熟語を当てはめましょう。素早くできるようになれば、かなり認知力がついたはずです。

目標時間

50代まで	60代	70代以上
25分	30分	35分

正答数　　　　　　かかった時間

／36問　　　　　分

順に並んでいます

⑲ ［　］▶ □□□□

⑳ ［　］▶ □□□□

㉑ ［　］▶ □□□□

㉒ ［　］▶ □□□□

㉓ ［　］▶ □□□□

㉔ ［　］▶ □□□□

㉕ ［　］▶ □□□□

㉖ ［　］▶ □□□□

㉗ ［　］▶ □［礎］□

バラバラに並んでいます

㉘ ［　］▶ □□□□

㉙ ［　］▶ □□□□

㉚ ［　］▶ □□□□

㉛ ［　］▶ □□［懲］□

㉜ ［　］▶ □□□□

㉝ ［　］▶ □□□□

㉞ ［　］▶ □□□□

㉟ ［　］▶ □□□□

㊱ ［　］▶ □□□□

迷路で言葉クイズ

実践日

月　日

難易度**5**★★★★★

各マスに書かれたひらがながそれぞれつながって1つの文章になるよう、■のマスを除くすべてのマスを1度だけ通ってスタートからゴールに向かいます。できあがった文章が示す漢字2字を答えてください。

❶
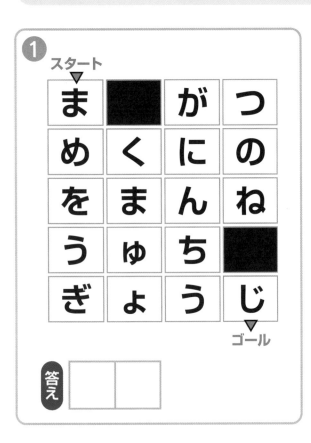

答え

❷
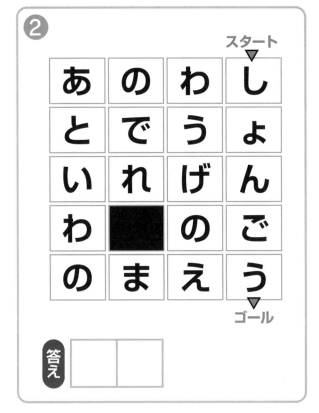

答え

❸
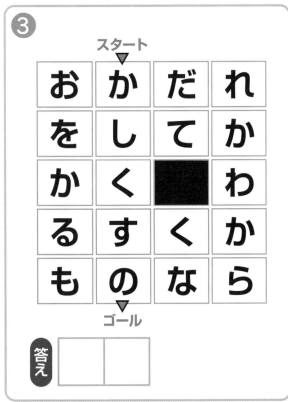

答え

❹
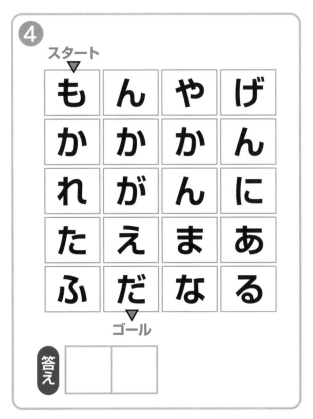

答え

解答 ①郵券（まめをくにのかんちゅうぎょうじ）、②半額（しょうのあとのわいれげんごのまえう）、③割賦（かだれかてしをおかくるすものならわく）、④運賃（もんやげんかかかんれがんにたえまあふだなる）

読解力が試され強まる

ひらがなで何が書かれているかを認識しながら進んでいくのに、読解力が必要になります。加えて、うまく文がつながるようにするにはどうすればいいのか、限られた時間内での思考力が試されます。

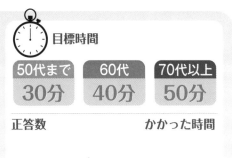

目標時間

50代まで	60代	70代以上
30分	40分	50分

正答数　　　　　　かかった時間

／8問　　　　分

❺
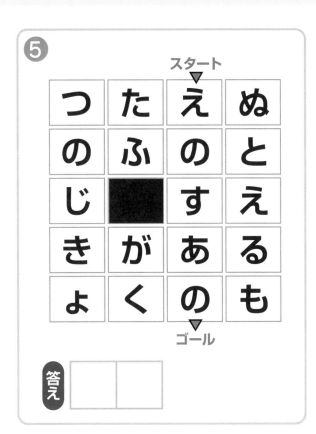
スタート
つ	た	え	ぬ
の	ふ	の	と
じ	■	す	え
き	が	あ	る
ょ	く	の	も
ゴール

答え

❻
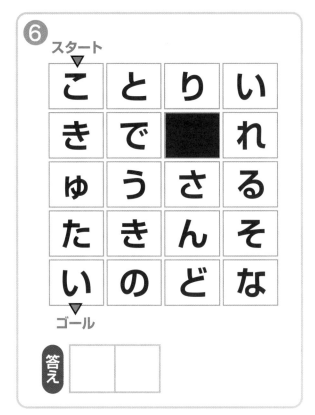
スタート
こ	と	り	い
き	で	■	れ
ゅ	う	さ	る
た	き	ん	そ
い	の	ど	な
ゴール

答え

❼
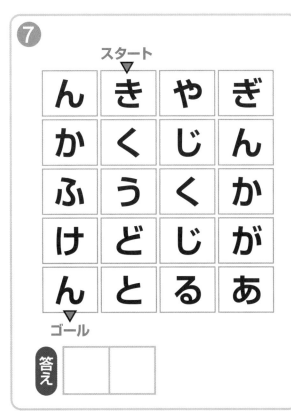
スタート
ん	き	や	ぎ
か	く	じ	ん
ふ	う	く	か
け	ど	じ	が
ん	と	る	あ
ゴール

答え

❽
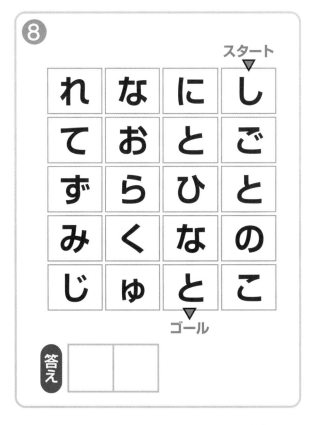
スタート
れ	な	に	し
て	お	と	ご
ず	ら	ひ	と
み	く	な	の
じ	ゅ	と	こ
ゴール

答え

解答 ❺類白（えぬとえるものじょくのきじのつたえ）、❻音符（ことりいれるそのどんきんたきゅうこでさ）、❼草履（きやぎんかがあるとどけんふうくじくじん）、❽人差し指（しごとのこのとひとなにおとずみじゅくら）

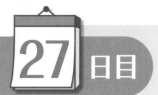

27 日目 漢字熟語しりとり

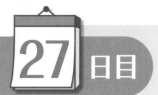

実践日

月 日

難易度④★★★★☆

7つの漢字を使い、二字熟語をしりとりで作ります。できた二字熟語の右側の漢字が、次の二字熟語の左側の漢字になります。答えの最初と最後の漢字は1度しか使いません。うまくつながるように埋めてください。

❶ 目 骨 注 露 鼓 玉 太

注 ▢ ▶ ▢ ▢ ▶ ▢ ▢ ▶

▢ ▢ ▶ ▢ ▢ ▶

❺ 金 出 点 演 資 火 欠

▢ ▢ ▶ ▢ ▢ ▶ 資 ▢ ▶

▢ ▢ ▶ ▢ ▢ ▶

❷ 止 呈 中 血 最 進 行

最 ▢ ▶ ▢ ▢ ▶ ▢ ▢ ▶

▢ ▢ ▶ ▢ ▢ ▶

❻ 想 縁 時 因 空 日 原

▢ ▢ ▶ ▢ ▢ ▶ 縁 ▢ ▶

▢ ▢ ▶ ▢ ▢ ▶

❸ 身 事 雑 変 炊 化 元

雑 ▢ ▶ ▢ ▢ ▶ ▢ ▢ ▶

▢ ▢ ▶ ▢ ▢ ▶

❼ 体 対 匹 育 敵 立 児

▢ ▢ ▶ ▢ ▢ ▶ 対 ▢ ▶

▢ ▢ ▶ ▢ ▢ ▶

❹ 所 座 定 軽 長 口 番

軽 ▢ ▶ ▢ ▢ ▶ ▢ ▢ ▶

▢ ▢ ▶ ▢ ▢ ▶

❽ 治 成 調 退 協 合 敗

▢ ▢ ▶ ▢ ▢ ▶ 合 ▢ ▶

▢ ▢ ▶ ▢ ▢ ▶

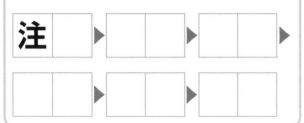
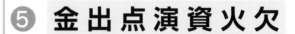
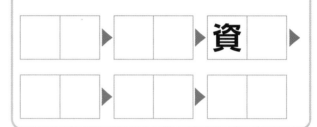
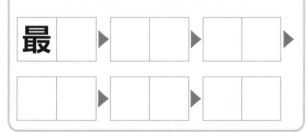
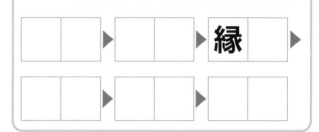
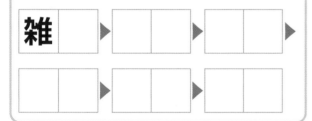
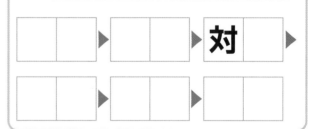
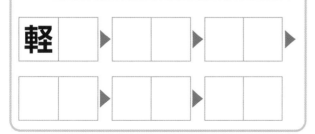
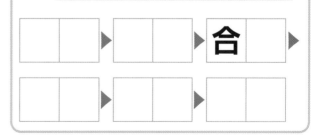

76

言語中枢を一段と磨く！

熟語をしりとりのようにつなげて並べることで、言語中枢である側頭葉を活性化させる効果が期待できます。また、想起力と洞察力、情報処理力も大いに鍛えられます。

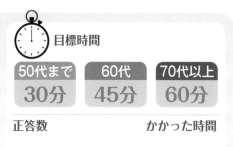

目標時間

50代まで	60代	70代以上
30分	45分	60分

正答数　　　　かかった時間

／16問　　　　分

⑨ 補 気 候 膳 電 配 充

候	▶		▶		▶

| | ▶ | | ▶ | | |

⑬ 観 一 除 光 掃 外 線

	▶		▶ 除		▶

| | ▶ | | ▶ | | |

⑩ 信 独 力 品 自 念 作

独	▶		▶		▶

| | ▶ | | ▶ | | |

⑭ 金 合 鑑 洗 具 礼 図

	▶		▶ 金		▶

| | ▶ | | ▶ | | |

⑪ 緑 更 渋 円 茶 満 新

円	▶		▶		▶

| | ▶ | | ▶ | | |

⑮ 車 白 毛 輪 漂 羽 糸

	▶		▶ 羽		▶

| | ▶ | | ▶ | | |

⑫ 本 突 来 発 追 見 訪

追	▶		▶		▶

| | ▶ | | ▶ | | |

⑯ 皮 存 汗 離 脂 分 脱

	▶		▶ 離		▶

| | ▶ | | ▶ | | |

28 日目 熟語フラッシュ

実践日

月　日

難易度⑤★★★★★

①～⑥⑬～⑱は三字熟語、⑦～⑫⑲～㉔は四字熟語の読み方が、一部空欄で表示されています。空欄に入るひらがなを想像してリストにある漢字をすべて使い三字熟語・四字熟語を導き、漢字で書いてください。

①～⑫のリスト	進 止 命 袋 馬 登 端 空 一 事 容 同 耳 点
	団 一 竜 音 明 歩 小 紅 無 日 異 月 絵 東
	懸 口 風 礼 姿 水 門 大 路 麗 生 円 鏡 講

❶ え〇ら〇と

答え ☐☐☐

❷ ぶれ〇こ〇

答え ☐☐☐

❸ こ〇いっ〇

答え ☐☐☐

❹ だ〇だ〇え〇

答え ☐☐☐

❺ ふ〇ろ〇〇じ

答え ☐☐☐

❻ と〇〇ゅ〇もん

答え ☐☐☐

❼ い〇ど〇お〇

答え ☐☐☐☐

❽ ば〇〇うふ〇

答え ☐☐☐☐

❾ よ〇し〇ん〇い

答え ☐☐☐☐

❿ に〇し〇〇っぽ

答え ☐☐☐☐

⓫ め〇き〇う〇〇い

答え ☐☐☐☐

⓬ い〇ょう〇ん〇い

答え ☐☐☐☐

解答　❶絵空事、❷無礼講、❸紅一点、❹大同団、❺登竜門、❻東西南北、❼異口同音、❽馬耳東風、❾容姿端麗、❿日進月歩、⓫明鏡止水、⓬一生懸命

ひらめきで直感力が高まる

穴あきのひらがな言葉を見ただけで熟語を思い出すには、直感力が必要。特に最初の1文字からいろいろな言葉が浮かんでくるはずですが、そこで答えがパッとひらめく瞬間が増えれば、直感力がついた証です。

目標時間

50代まで	60代	70代以上
20分	25分	30分

正答数　　　　　かかった時間

／24問　　　　　分

⑬〜㉔のリスト

誠 回 空 大 拍 針 起 一 出 子 乱 会 二 生
一 外 心 刀 死 内 即 気 突 舌 枚 小 不 麻
往 力 棒 門 戦 快 慶 意 際 期 誠 元 弁 生

⑬ に◯い◯た
答え

⑭ か◯げん◯
答え

⑮ う◯べ◯け◯
答え

⑯ と◯ぴ◯◯し
答え

⑰ そ◯せ◯り◯く
答え

⑱ お◯じょ◯ぎ◯
答え

⑲ き◯か◯せ◯
答え

⑳ い◯ご◯◯え
答え

㉑ せ◯し◯せ◯い
答え

㉒ か◯と◯◯んま
答え

㉓ も◯が◯ふ◯ゅ◯
答え

㉔ し◯◯ょ◯ぼ◯だい
答え

バラバラ言葉

実践日

　　月　　日

難易度 **4** ★★★★☆

各問のカタカナは、ある言葉をバラバラにしたものです。ヒントを参考にして正しく並べ替え、もとの言葉を漢字で答えてください。□には漢字1文字が入り、ひらがながあれば表示されています。

❶ ジカヒンルゲ

□□□

ヒント 紫式部　プレイボーイ

❷ ケジウタイイュ

□□□

ヒント ダイエット　健康診断

❸ ウリョウグジュウ

□□□

ヒント 亀　日本昔話

❹ ツケデチアミヒ

□□□□

ヒント 本能寺　キキョウ

❺ ミネズミニミ

□□ に □

ヒント 知らせ　思いがけない

❻ ギュンウカサジョン

□□□□

ヒント 保護者　学校行事

❼ シンンンサカオ

□□□

ヒント 冬の気候　7日周期

❽ アエンリョレキイン

□□□□□

ヒント 交際中　北海道と沖縄

❾ ヨズヘノコキタ

□□ の □ き

ヒント 熱心　未熟

❿ クイチイキノハオ

□□ の □ い

ヒント 快進撃　三国志

解答 ①光源氏、②体重計、③浦島太郎、④明智光秀、⑤寝耳に水、⑥授業参観、⑦三寒四温、⑧遠距離恋愛、⑨下手の横好き、⑩破竹の勢い

認知力が驚くほど強化される

問題を読んだときに、その語感にとらわれてしまうと答えが見つかりにくくなります。問題を構成しているカタカナ1つずつに注目すると、答えが浮かんできます。くり返せば認知力が驚くほど強化されます。

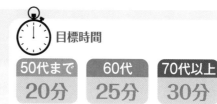

目標時間

50代まで	60代	70代以上
20分	25分	30分

正答数　　　　　　かかった時間

／20問　　　　　分

---

⑪ **マコトノ**

[ ]の[ ]

ヒント　和室　掛け軸

---

⑫ **ゾイスクンカ**

[ ][ ][ ]

ヒント　魚や貝　ショー

---

⑬ **リタラヨノキイモ**

[ ][ ][ ]

ヒント　祇園精舎の鐘　源氏の敵

---

⑭ **ウベトバコン**

[ ][ ][ ]

ヒント　遠足　卵焼き

---

⑮ **タダテンイユキ**

[ ][ ][ ][ ]

ヒント　気のゆるみ　思わぬ失敗

---

⑯ **モケタンイイジ**

[ ][ ][ ][ ]

ヒント　理科室　人形

---

⑰ **イデンスンガイ**

[ ][ ][ ][ ]

ヒント　自分勝手　稲作

---

⑱ **ソンゲゼハイ**

[ ]は[ ]げ

ヒント　すぐに実行　悪は延べよ

---

⑲ **ニケシミイズヤ**

[ ]け[ ]に[ ]

ヒント　少ない援助　効果なし

---

⑳ **ウマクジャオョンチ**

[ ][ ][ ][ ]

ヒント　資本家　大金持ち

解答　⑪まことの間、⑫水族館、⑬平家蟹、⑭弁当箱、⑮油断大敵、⑯人体模型、⑰我田引水、⑱善は急げ、⑲焼け石に水、⑳億万長者

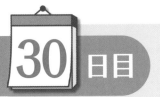

30日目 漢字ジグザグクロス

実践日

月　日

難易度 **5** ★★★★★

リストの熟語を使って空白のマスを埋め、A〜Hのマスの漢字で三字熟語、四字熟語を作ってください。各熟語の1文字めは数字のマスに、2文字め以降は1つ前の文字と上下左右に隣接するマスに入ります。

❶

1 考	B	2 冷	3 食
4 単	5 自	6 貴	
7 楕		8 現	
A	9 二	10 不	11 複
12 道	13 筒	C	14 両
15 内		16 公	

答え

A	B	C

リスト

1 考古学	9 二重封筒
2 冷凍食品	10 不等式
3 食物繊維	11 複式簿記
4 単刀直入	12 道案内
5 自己実現	13 筒井筒
6 貴重品	14 両論併記
7 楕円軌道	15 内需拡大
8 現状維持	16 公明正大

❷

答え

A	B	C	D

1 記		2 実	3 質	4 蒟
5 商	B	6 興	7 分	
8 動			9 前	10 拡
A	11 未		12 無	13 解
14 管		15 株		
16 喜		17 四		18 町
19 外	20 活	D		21 周　22 経
23 筋	24 下		25 出　26 券	C
	27 射			

リスト

1 記者会見	15 株主総会
2 実質賃金	16 喜怒哀楽
3 質疑応答	17 四方山話
4 蒟蒻問答	18 町内会
5 商品見本	19 外腹斜筋
6 興味本位	20 活火山
7 分相応	21 周遊券
8 動物園	22 経営危機
9 前衛芸術	23 筋肉注射
10 拡大解釈	24 下世話
11 未公開株	25 出来心
12 無芸大食	26 券売機
13 解答用紙	27 射幸心
14 管弦楽団	

語彙力と直感力を圧倒的に強化!

数十個の三字熟語・四字熟語が用いられているので、語彙力の鍛錬に役立つとともに、直感力・判断力・思考力が圧倒的に強化されます。初めてだと難しく感じますが、解き方がわかるととても面白いパズルです。

目標時間

50代まで	60代	70代以上
40分	50分	60分

正答数　　　　　　かかった時間

／3問　　　　分

❸

答え

A	B	C	D

E	F	G	H

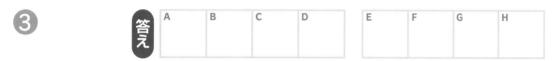

盤面（上段から、番号つきマス）

1 未	E	2 四	3 五	4 入	5 切		6 深	7 心
8 恋		9 大	D	10 修		11 行	C	12 導	13 管
14 交	15 情	16 構		17 予	18 進	19 自		20 決
	A	21 革		22 挙	23 停			24 明
25 整		26 品			G	27 審	28 大	29 行
	30 点	H		31 高		32 欠	33 資	34 荒
35 縄	36 土	37 平		38 新	39 物			40 唐
41 応		42 排	43 口	B	44 法		45 発	
46 説		47 株	48 四	49 異		50 持	51 蒸	52 木
	53 仕				F	54 階	55 勉	56 寺
57 書		58 無		59 東				

リスト

1 未来永劫	11 行政指導	21 革製品	31 高層建築	41 応援演説	51 蒸留水
2 四捨五入	12 導火線	22 挙動不審	32 欠員募集	42 排水口	52 木造家屋
3 五輪憲章	13 管理組合	23 停滞前線	33 資金調達	43 口約束	53 仕事場
4 入場行進	14 交通整理	24 明太子	34 荒唐無稽	44 法医学	54 階級社会
5 切歯扼腕	15 情報処理	25 整髪料	35 縄文土器	45 発達段階	55 勉強会
6 深層心理	16 構造改革	26 品種改良	36 土地柄	46 説明書	56 寺子屋
7 心電図	17 予防接種	27 審査員	37 平和条約	47 株式市場	57 書記長
8 恋愛結婚	18 進化論	28 大名行列	38 新築物件	48 四六時中	58 無我夢中
9 大車輪	19 自然発火	29 行雲流水	39 物語文学	49 異国情緒	59 東奔西走
10 修行僧	20 決意表明	30 点滅器	40 唐変木	50 持久走	

漢字脳活ひらめきパズル⑲ 解答

1日目 しりとり熟語迷路

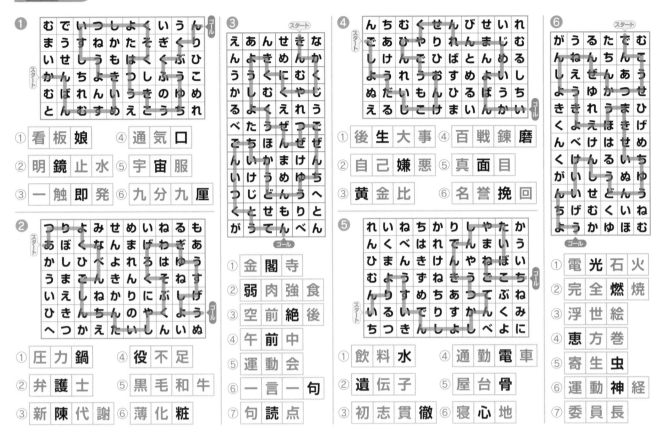

①
① 看板娘　④ 通気口
② 明鏡止水　⑤ 宇宙服
③ 一触即発　⑥ 九分九厘

②
① 圧力鍋　④ 役不足
② 弁護士　⑤ 黒毛和牛
③ 新陳代謝　⑥ 薄化粧

③
① 金閣寺
② 弱肉強食
③ 空前絶後
④ 午前中
⑤ 運動会
⑥ 一言一句
⑦ 句読点

④
① 後生大事　④ 百戦錬磨
② 自己嫌悪　⑤ 真面目
③ 黄金比　　⑥ 名誉挽回

⑤
① 飲料水　④ 通勤電車
② 遺伝子　⑤ 屋台骨
③ 初志貫徹　⑥ 寝心地

⑥
① 電光石火
② 完全燃焼
③ 浮世絵
④ 恵方巻
⑤ 寄生虫
⑥ 運動神経
⑦ 委員長

2日目 漢字ぬり絵パズル

❶イチョウ

❷ブレーキ

❸ステレオ

❹サービス

❺トンネル

❻オレンジ

その他のドリルの解答は各ページの下欄に記載しています。

15日目 漢字ジグザグクロス

●例題

1国	立	2荘	義
4滅	公	園	主
私	奉	領	主
5日	本	国	3民

答え　A成　B長　C曲　D線

①

1幹	D線	道	2炭	酸	飲	3料	理	教
4滑	走	路	5右	往	6左	腕	投	室
7億	万	B長	8親	子	往	9徒	手	10毀
11取	捨	者	12静	電	話	拳	13空	誉
14血	選	択	15一	気	16単	独	返	褒
17液	製	剤	18三	呵	A成	19行	事	貶
体	肥	20緊	羽	21烏	賊	動	食	22夜
23給	料	張	緩	24和	素	麺	25歌	想
棒	26泥	団	子	平	交	渉	謡	C曲

②

答え　A横　B断　C歩　D道　E国　F語　G辞　H典

1日	進	2月	面	着	陸	3皇	室	H典	4直	交	座	標	5金	管	楽
6確	定	C歩	7合	8脱	脂	粉	9模	範	10通	信	講	11鉄	火	肌	12器
13告	申	14空	気	感	染	15乳	兄	演	技	16有	害	17無	灯	損	物
知	板	18軌	道	19健	康	診	弟	20一	蓮	托	21評	22益	荒	壊	23引
24玄	人	25大	修	正	26無	B断	欠	27適	者	生	価	損	28男	G辞	責
29地	裸	陸	30実	況	31諸	32出	席	簿	33帰	存	34学	共	女	任	35後
36下	足	37棚	腕	中	E国	家	38気	管	巣	本	童	保	39育	人	40縦
水	袋	41計	時	継	42漫	画	43炎	支	44専	45能	業	46休	児	事	A横
D道	経	画	47単	48外	遊	49一	上	商	門	書	50家	眠	会	尽	51無
52月	済	53大	F語	来	54未	55筆	啓	56法	整	備	57庭	科	社	58秘	鉄
賦	返	福	帳	志	向	跡	鑑	定	59草	野	球	場	結	密	砲

16日目 しりとり熟語迷路

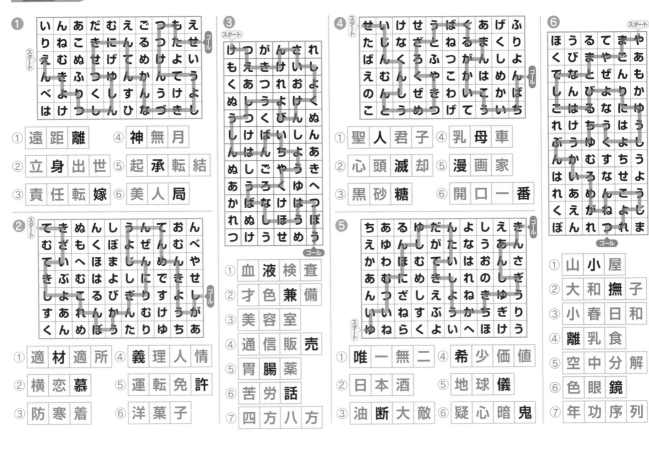

①
① 遠距離
② 立身出世
③ 責任転嫁
④ 神無月
⑤ 起承転結
⑥ 美人局

②
① 適材適所
② 横恋慕
③ 防寒着
④ 義理人情
⑤ 運転免許
⑥ 洋菓子

③
① 血液検査
② 才色兼備
③ 美容室
④ 通信販売
⑤ 胃腸薬
⑥ 苦労話
⑦ 四方八方

④
① 聖人君子
② 心頭滅却
③ 黒砂糖
④ 乳母車
⑤ 漫画家
⑥ 開口一番

⑤
① 唯一無二
② 日本酒
③ 油断大敵
④ 希少価値
⑤ 地球儀
⑥ 疑心暗鬼

⑥
① 山小屋
② 大和撫子
③ 小春日和
④ 離乳食
⑤ 空中分解
⑥ 色眼鏡
⑦ 年功序列

17日目 漢字ぬり絵パズル

❶ イメージ

❷ アブラエ

❸ ベテラン

❹ マラソン

❺ ハンカチ

❻ ビジネス

30日目 漢字ジグザグクロス

答え A 物 B 見 C 遊 D 山

❶

1 考	古	B 学	2 冷	凍	3 食	物
4 単	刀	5 自	6 貴	重	品	繊
7 楕	直	己	実	8 現	状	維
円	A 入	9 二	重	10 不	11 複	持
軌	12 道	13 筒	封	等	C 式	14 両
15 内	案	井	筒	16 公	簿	論
需	拡	大	正	明	記	併

答え A 入 B 学 C 式

❷

1 記	者	会	2 実	3 質	疑	応	答	4 蒟
5 商	品	B 見	6 興	賃	7 分	相	問	蒻
8 動	位	本	味	金	9 前	衛	10 拡	釈
A 物	園	11 未	公	開	12 無	芸	大	13 解
14 管	弦	楽	団	15 株	主	術	食	答
16 喜	怒	哀	17 四	方	総	18 町	紙	用
19 外	腹	20 活	火	D 山	会	内	21 周	22 経
23 筋	斜	24 下	世	話	25 出	26 券	C 遊	営
肉	注	27 射	幸	心	来	売	機	危

❸

答え A 婚 B 約 C 指 D 輪 E 永 F 久 G 不 H 滅

1 未	来	E 永	2 四	3 捨	4 五	入	5 場	切	歯	扼	腕	6 深	層	7 心	電
8 恋	愛	劫	9 大	車	D 輪	10 修	行	僧	11 行	政	C 指	12 導	13 管	理	図
14 交	結	15 情	16 構	造	憲	17 予	18 進	化	19 自	然	発	火	20 決	組	合
通	A 婚	報	21 革	改	章	防	22 挙	論	23 停	滞	前	線	意	表	24 明
25 整	理	処	製	26 品	種	接	動	G 不	27 審	査	28 大	29 行	列	太
髪	料	30 点	H 滅	良	改	31 高	層	建	32 欠	員	募	33 資	雲	34 荒	子
35 縄	文	36 土	器	37 平	和	条	38 新	築	39 物	件	集	金	流	40 唐	無
41 応	援	地	42 排	水	43 口	B 約	44 法	医	語	45 発	達	調	水	変	稽
46 説	演	柄	47 株	式	48 四	束	49 異	学	文	50 持	51 段	蒸	留	52 木	造
明	53 仕	事	場	市	六	時	国	情	緒	F 久	54 階	55 勉	強	56 寺	家
57 書	記	長	58 無	我	夢	中	59 東	奔	西	走	級	社	会	子	屋

バックナンバーのご案内

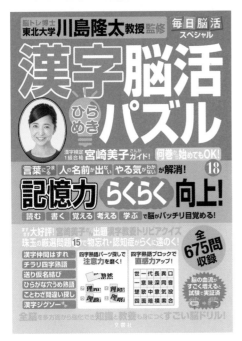

毎日脳活スペシャル
漢字脳活ひらめきパズル⑲

編集人	小西伸幸
企画統括	石井弘行　飯塚晃敏
編集	株式会社わかさ出版／谷村明彦
装丁	カラーズ
本文デザイン	石田昌子
パズル作成	瓜谷眞理
写真	石原麻里絵（fort）
イラスト	Adobe Stock
発行人	山本周嗣
発行所	株式会社　文響社
	ホームページ　https://bunkyosha.com
	お問い合わせ　info@bunkyosha.com
印刷	株式会社　光邦
製本	古宮製本株式会社

©文響社　Printed in Japan